DU

CHOLÉRA ÉPIDÉMIQUE

OBSERVÉ

EN POLOGNE, EN ALLEMAGNE

ET EN FRANCE.

DE L'IMPRIMERIE DE Vᵉ THUAU,
Rue du Cloître Saint-Benoît, nº 4.

DU
CHOLÉRA ÉPIDÉMIQUE

OBSERVÉ

EN POLOGNE, EN ALLEMAGNE
ET EN FRANCE,

AVEC QUELQUES REMARQUES
SUR LES MESURES PRISES PAR L'ADMINISTRATION,

ET QUELQUES CONSEILS
A L'AUTORITÉ, AUX GENS DU MONDE ET AUX MÉDECINS.

PAR C. M. STANISLAS SANDRAS,

Professeur agrégé à la Faculté de médecine de Paris, membre de plusieurs
Sociétés savantes, membre de la Commission médicale envoyée en Pologne
pour étudier le choléra, chevalier de la Légion-d'Honneur, etc.

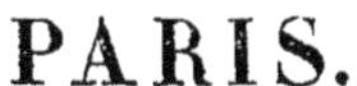

PARIS.

CROCHARD, LIBRAIRE-ÉDITEUR,
RUE ET PLACE DE L'ÉCOLE DE MÉDECINE, N° 13.

BRUXELLES, CHEZ TIRCHER.
GAND, DUJARDIN. — LIÉGE, J. DESOER.

Avril 1832.

Ici j'avais mis un Avant-propos; en le relisant, je le trouve un peu aigre, et je le supprime; d'abord, parce que je crains qu'on ne veuille y voir de l'amour-propre blessé; ensuite, parce qu'on croirait, ou du moins on dirait, que je cherche à profiter d'un peu d'embarras occasioné par de fausses mesures; enfin, que le temps me presse pour l'impression d'un écrit si rapidement composé.

La même raison qui me force à supprimer l'Avant-propos, m'oblige aussi à retrancher tous faits particuliers de maladies. Je me propose de revenir plus tard sur tout cela.

TABLE DES MATIÈRES.

DU

CHOLÉRA ÉPIDÉMIQUE

OBSERVÉ

EN POLOGNE ET EN ALLEMAGNE.

PLAN ET DISPOSITION DE CE MÉMOIRE.

La maladie, à laquelle on a donné le nom de *Choléra morbus*, en ajoutant à ce nom une épithète propre à faire connaître, tantôt la localité où elle se développe, d'autres fois l'espèce de symptôme qui prédomine, ou bien quelqu'un des caractères les plus frappans de ses variétés, se trouve ici désignée simplement sous le nom de choléra épidémique. Cette épithète ne préjuge rien, ni sur son origine, ni sur sa nature, ni sur son mode de propagation, et distingue suffisamment l'affection, dont je traite, des maladies désignées sous le nom de choléra sporadique. Par le mot épidémique je veux dire tout simplement, que ce choléra attaque à la fois un grand nombre d'individus lorsqu'il se montre au milieu de telle ou telle population.

I

On conçoit facilement la nécessité où se trouve le médecin de considérer principalement deux choses, lorsqu'il est chargé d'étudier une épidémie de ce genre : d'une part, il a besoin de fixer son attention sur chaque sujet isolément ; d'étudier la maladie comme individu, comme élément de pathologie, dans ses causes individuelles, ses symptômes, sa marche, ses lésions, son prognostic, sa thérapeutique, ainsi que nous faisons quand nous examinons la gastrite ou l'apoplexie ; ensuite, il est nécessaire de perdre, pour ainsi dire, de vue le malade isolé, et de considérer dans son ensemble toute l'épidémie, pour se faire, par cette étude nouvelle, une idée exacte de sa nature, de sa spécialité, de son mode de propagation, de ses causes propres.

C'est sous ce double point de vue que je vais parler du choléra épidémique, et je ne crains pas de prendre ici l'engagement de ne rien avancer que je ne puisse prouver par des observations soigneusement recueillies par moi-même, tant en Pologne qu'en Prusse. Autant que possible, cependant, je m'abstiendrai de rapporter dans ce Mémoire des histoires détaillées de maladies, parce que ce serait l'alonger d'autant plus inutilement que le choléra, existant au milieu de nous, va malheureusement fournir à tous, des preuves suffisantes pour ou contre ce que j'aurai avancé. C'est au jugement des faits, que j'en appelle ; j'ai la confiance qu'il sera plus juste que le jugement de ces hommes, qui croient suppléer l'expérience par des rapports officiels, et les connaissances pratiques par des lambeaux d'articles de dictionnaire sur l'hygiène médicale.

DU CHOLÉRA INDIVIDUELLEMENT ÉTUDIÉ.

Le choléra consiste en une série d'accidens propres, tellement constans pour la plupart, qu'on peut le regarder comme une des maladies les plus difficiles à méconnaître ; de telle sorte qu'à moins ou d'une ignorance profonde ou d'une mauvaise volonté bien décidée, on ne peut guère, ni le supposer où il n'est pas, ni le dissimuler où il est, lorsqu'une fois il s'est déclaré dans une certaine agglomération d'individus. Je dois faire remarquer cependant que, dans les lieux où il ne s'est pas encore montré, les premiers sujets qui en sont atteints sont loin de présenter tous les symptômes propres à bien définir la maladie. Je dois faire remarquer aussi que, pendant qu'elle règne, presque tous les malades, lors même qu'ils sont affectés d'indispositions tout-à-fait indépendantes de l'épidémie, offrent quelques-uns des symptômes du choléra. Néanmoins, malgré ces anomalies, communes à un grand nombre d'épidémies, malgré ce renversement de l'ordre habituel des phénomènes, ces excès ou ces défauts de symptômes, on peut toujours, en réunissant un certain nombre d'observations, se faire une sorte d'idée abstraite de la maladie avec tous ses caractères. C'est ce que je vais faire, avec l'attention d'indiquer, d'après les observations que j'ai recueillies, d'une manière générale, le plus ou le moins de fréquence, le plus ou le moins d'intensité que chacun de ces phénomènes peut avoir. Je m'abstiendrai de parler des distinctions qui ont été établies entre les différentes sortes de choléra individuellement considérées, mais j'aurai soin de dire quelques mots sur les complications dont il est susceptible. Les premières distinctions dont je viens de parler, sont presque toutes ou théoriques ou fondées sur un petit nombre d'observations incomplètes ; je les regarde comme fort peu importantes dans la pratique. Les complications du choléra, au contraire, méritent une attention plus sérieuse et se prêtent à une description plus fidèle et plus utile.

PRODRÔMES, SYMPTÔMES, MARCHE, PRONOSTIC DU CHOLÉRA.

Il est très rare qu'un sujet soit affecté du choléra épidémique, sans avoir éprouvé quelque temps à l'avance, un peu de dérangement dans sa santé. Le temps, pendant lequel durent ces prodrômes, varie beaucoup, depuis plusieurs jours jusqu'à quelques heures. La nature et l'intensité de l'indisposition dans laquelle le sujet se trouve, sont aussi très variables ; tantôt ce sont des vertiges, des bourdonnemens dans les oreilles, des étourdissemens, de petites crampes, un peu de malaise intérieur, de l'anorexie, de légères coliques sans dévoiement ; tantôt de fréquentes défaillances, des palpitations, de l'anxiété, un dévoiement plus ou moins considérable, quelquefois sanguinolent, des douleurs plus ou moins vives dans le dos et les lombes, des frissons, du froid aux extrémités ; tantôt enfin des coliques intenses avec un ensemble de symptômes qui simule la dyssenterie. J'ai vu quelques sujets chez lesquels le choléra s'était développé pendant qu'ils étaient en proie à d'autres maladies, soit du thorax ou de la tête, soit surtout de l'abdomen ; dans les cas où le choléra attaque d'emblée un sujet bien portant, au milieu d'une santé en apparence florissante, on se sent pris tout-à-coup de céphalalgie, d'étourdissemens et bourdonnement d'oreilles, de crampes violentes dans les membres inférieurs et supérieurs, d'anxiété, de douleurs excessivement vives dans tout le corps, et la maladie marche rapidement avec des symptômes divers, mais toujours graves, vers une terminaison le plus souvent funeste ; lorsqu'elle a été précédée au contraire des prodrômes, dont nous avons parlé plus haut, elle marche en général beaucoup moins vite et les symptômes ne prennent que graduellement une certaine gravité. On voit principalement sur la face, se succéder avec une certaine régularité les expressions de physionomie indéfinissables qui se trouvent dans toutes les nuances du choléra, depuis le plus léger jusqu'au plus intense ; tandis que dans les cas, où la maladie débute avec toute sa violence sur un sujet sain, quelques minutes suffisent presque toujours pour que le faciès se trouve marqué du sceau de l'épidémie. Le mot *cadavérisée* peint avec des couleurs assez vives la physionomie de ces sortes de cholériques.

Après les prodrômes dont je viens de parler, quelquefois sans qu'ils aient eu lieu, le sujet vomit, d'abord les matières alimentaires qui se trouvent dans son estomac ; puis des matières aqueuses, qui, lorsqu'on les laisse reposer, déposent une matière plus épaisse, filante, en général liée et blanchâtre. Il est rare, excepté pendant les prodrômes, qu'un cholérique vomisse de la bile ; le plus souvent c'est par le vomissement que le choléra proprement dit débute ; quand la diarrhée a été au nombre des prodrômes, cette diarrhée, qui a pu varier de beaucoup pour la forme, la couleur, la nature, l'abondance des matières, se suspend ordinairement un peu ; puis quelque temps après que le vomissement a paru, le sujet a des selles liquides, blanchâtres, déposant des flocons, ordinairement blancs, quelquefois légèrement

colorés en jaune ou en vert. La partie liquide des déjections ressemble assez bien à ce qu'on nomme du lait
de beurre ou bien du petit lait non filtré. Les flocons
qu'on remarque au fond, ressemblent beaucoup à du riz
crevé ; la matière des selles est quelquefois colorée en
rose ou en rouge par un peu de sang excrété en même
temps qu'elles. Elles changent d'aspect vers la fin de la
maladie ; lorsque le sujet commence à mieux aller ,
les matières sont un peu plus liées et se présentent sous
la forme d'une sorte de purée verte , jaune et brune ,
qui ne tarde pas à être suivie d'excrémens moulés et de
bonne nature. Dans le plus grand nombre des cas , il y
a un intervalle de repos entre les selles caractéristiques
du choléra et celle que je viens de décrire. Cet intervalle est quelquefois de plusieurs jours. Dans le plus
petit nombre des cas , les selles cholériques précèdent
le vomissement. Le vomissement et les selles sont loin
d'être de la même fréquence et de la même abondance
chez tous les sujets ; les uns vomissent peu , vont peu à
la garderobe ; les autres , au contraire , ont presque
continuellement ces deux excrétions; on est étonné des
quantités énormes de liquide qu'ils doivent perdre par
ces deux voies. Il n'y a d'ailleurs aucun rapport de
quantité fixe entre ces deux excrétions.

Ordinairement , en même temps que les malades
sont pris de ce symptôme , l'abdomen devient un peu
douloureux, surtout vers les hypochondres ; la douleur
épigastrique appartient plutôt aux prodrômes de la maladie. Mais ces douleurs , soit dans les flancs , soit vers
les hypochondres , soit à l'épigastre , ne sont pas une
condition indispensable du choléra; il se trouve un
assez grand nombre de sujets chez lesquels elles n'existent pas , et en qui la pression , exercée avec force sur

l'abdomen , n'éveille nullement la sensibilité. Il semble alors que les douleurs soient presque toutes dans l'appareil musculaire extérieur.

L'appareil respiratoire, très rarement mis en jeu dans les prodrômes de la maladie , se trouve , au moment où elle prend de la gravité , presque toujours affecté aussi de douleurs vives et piquantes dans presque toutes les régions du thorax. Il est très fréquent d'entendre les malades se plaindre de point ou vers les insertions du diaphragme, ou vers les parties supérieures latérales ou dorsale du thorax. J'en ai vu qui se plaignaient de douleurs vives dans le cœur.

Des contractions musculaires partielles , des crampes excessivement douloureuses contractent les jambes , ensuite les bras et les mains , ils persistent avec quelques alternatives de relâchement pendant toute la durée de la maladie ; mais il faut bien remarquer la nature de toutes ces contractions ; elles semblent prendre successivement et comme en ondoyant toutes les fibres d'un muscle, puis d'un autre, de manière, non pas à fléchir ou à étendre violemment un membre ou le tronc , comme dans les convulsions toniques ; non pas à l'étendre et à le fléchir rapidement, comme dans les convulsions cloniques ; mais à en contracter tour-à-tour chaque partie sans demeurer en un siége fixe , et en changeant, au contraire , presque continuellement de place. Les doigts et les orteils sont étendus ou demi-fléchis; les tendons, qui s'attachent aux phalanges, sont saillans , lorsque ces crampes occupent les muscles affectés aux mouvemens de ces extrémités. Dans les autres cas, là où le cholérique éprouve une vive crampe , on sent le muscle dur et contracté, aussi bien dans les muscles de l'abdomen et du dos que dans ceux des membres. Il en est quelquefois de même aux muscles du thorax.

Les urines sont le plus souvent supprimées, non par rétention du liquide, mais par défaut presque absolu de sécrétion. C'était, à Varsovie, un des symptômes les plus constans ; cependant je l'ai vu manquer, dans un petit nombre de cas, à la vérité, mais enfin assez pour ne pas le regarder comme phénomène absolument indispensable. Notre collègue, M. Dalmas, nous a rapporté, d'ailleurs, qu'à Dantzick il avait assez fréquemment manqué. Nous verrons, en parlant des nécropsies, que l'état de la vessie, sur le cadavre, varie, suivant que le malade a ou n'a pas continué à rendre de l'urine.

En même temps les extrémités inférieures d'abord, puis supérieures, prennent une teinte violette qui varie du lilas clair jusqu'au noir : ordinairement la face, le tour des yeux, de la bouche, les lèvres, les pommettes, le nez, puis le cou et le thorax prennent la même teinte ; la verge chez l'homme en est aussi fréquemment le siége. Tantôt cette teinte est uniformément répandue sur une étendue assez considérable, et se fond vers les limites de cette étendue, avec la coloration du reste de la peau ; d'autres fois elle est marbrée ; quelquefois elle ressemble à des sortes de vergetures. Je l'ai vue à Kolo, en Pologne, tellement prononcée sur un malade, qu'elle ressemblait à des multitudes d'ecchymoses d'un pouce à un pouce et demi et plus de diamètre, disséminées sur toute la surface du corps ; d'autres fois enfin elle ressemble à des pétéchies multipliées à l'infini. Les deux dernières formes dont je viens de parler appartiennent au choléra le plus grave. Il est une autre espèce de rougeur framboisée, plus fugitive que celle dont je viens de parler, qui occupe souvent les avant-bras et les bras ; je l'ai retrouvée dernièrement chez le malade, mort à Paris dans les premiers jours de l'épidémie, au n° 87 de la rue de la Mortellerie ; cette espèce de rougeur paraît le premier degré de la teinte violacée, se montre et disparaît plusieurs fois sur le même sujet ; la teinte violacée, uniforme des extrémités, me semble comme le second degré ; la teinte violacée marbrée me paraît un degré plus avancé ; enfin les ecchymoses, surtout les plus larges, me semblent l'espèce la plus grave de toutes ces colorations. Les ongles des cholériques paraissent quelquefois noirs ; d'autres fois, au contraire, ils font un contraste remarquable par leur blancheur avec la coloration de la peau qui les borde ; cela dépend, je crois, de l'épaisseur et de la transparence plus ou moins grande des ongles chez les divers individus. La peau des doigts a un aspect ridé, flétri, surtout sur la région dorsale ; elle ressemble à la peau des mêmes parties, lorsqu'elles ont été long-temps trempées dans l'eau, ou plutôt à la peau du scrotum dans l'état de corrugation. Il semble que le tissu cellulaire sous-jacent se soit resserré, et la peau tellement appliquée sur les os des phalanges, qu'elle laisse voir leurs renflemens et leurs rétrécissemens comme dans certaines mains maigres et sèches. C'est en général un mauvais symptôme qu'une coloration violette très prononcée et très étendue ; il faut dire cependant que j'ai vu guérir des malades qui avaient été violets au suprême degré, et que j'ai vu mourir des cholériques, véritablement cholériques, qui n'avaient présenté presque aucune altération dans la couleur de la peau. Quant à la couleur, la langue présente peu d'altérations remarquables ; je ne l'ai jamais vue violette d'une manière très prononcée ; elle est en général un peu rouge à la pointe pendant les prodrômes ; mais cette couleur est très peu marquée ; quelquefois elle se conserve pendant le choléra ; d'autres fois la langue ne présente aucune altération : elle est molle, plate, chargée d'un enduit blanchâtre, en général peu épais, que j'ai vu quelquefois, mais surtout sur un malade de l'hôpital de Kolo, former une espèce de couche, de dépôt blanc, comme si de la crême fort épaisse avait été appliquée en couches plus ou moins profondes sur toute la surface de la langue. Au reste, la langue chez les cholériques peut offrir toutes sortes d'aspects pour la couleur de son propre tissu et des matières qui la chargent. Il n'en est pas de même de sa température ; elle est souvent sans avoir changé notablement d'aspect, d'un froid glacial au toucher ; c'est un des phénomènes les plus constans du choléra, et j'avoue que c'est celui qui me frappa le plus la première fois que je le vis. Cependant ce froid de la langue peut ne pas se rencontrer ; je l'ai vu une fois, ainsi que le froid de l'air expiré, persister pendant la convalescence et durer même quelques jours après. En général néanmoins un froid extrême de la langue, de l'air expiré et des extrémités est de mauvais augure. Ce froid occupe principalement les pieds et le bas des jambes, les mains, les avant-bras, le nez, les oreilles, le gland, les épaules, les pommettes, le front, les yeux ; il donne à ces parties une température que je ne peux pas mieux comparer qu'à celle d'un cadavre par un temps froid et humide. Chose remarquable, il m'est arrivé souvent en Pologne, en ouvrant immédiatement après la mort des sujets qui avaient présenté extérieurement un refroidissement énorme, de trouver dans l'intérieur des organes ou bien dans la profondeur de ces membres si refroidis, une température très-élevée à laquelle certes j'étais loin de m'attendre.

Le front du malade, quelquefois froid comme le reste

de son corps, prend une expression d'angoisse et de douleur extraordinaires; d'autres fois il est brûlant et couvert d'une sueur gluante; tous les traits tirés expriment une vive souffrance, une anxiété extrême, un profond désespoir; les yeux sont creux, repoussés au fond de l'orbite, entourés d'un cercle plus foncé, exprimant toutes les pensées qui agitent le malade; tantôt se remuant avec rapidité, et tantôt au contraire abattus et même voilés, sans dilatation, sans contraction des pupilles; les conjonctives, dans les cas les plus graves, injectées en lilas ou en violet, et comme ecchymosées. La bouche est entr'ouverte, les lèvres appliquées contre les dents; toute la physionomie exprime le choléra. Sans avoir précisément ni l'expression dite hippocratique, ni l'expression de douleur qu'on observe dans une péritonite très-violente, ni celle d'un asphyxié, ni celle d'un sujet qui a été plongé dans de l'eau très-froide, elle a cependant quelque chose de toutes ces physionomies. C'est un faciès *particulier* qu'on ne peut guère méconnaître, quand on l'a vu, et auquel je ne crois pas pouvoir assigner de nom meilleur, que celui qu'on lui a partout donné, de *faciès cholérique.*

La respiration, tantôt paraît se faire avec régularité, plus souvent les parois du thorax semblent n'y prendre aucune part et rester immobiles; dans quelques cas, au contraire, elles s'agitent avec rapidité; si on pratique l'auscultation, on entend presque toujours la respiration nette et sans bruit étranger, même lorsque le malade éprouve dans le thorax de vives douleurs; mais on remarque en même temps qu'elle se fait très-faiblement et ne pénètre, pour ainsi dire, que dans les gros tuyaux bronchiques. La poitrine, en général, conserve partout sa sonoréité normale. Le cœur bat dans quelques cas avec beaucoup de fréquence, lentement dans d'autres, et à la fin de la vie, presque toujours faiblement. Il faut bien entendre cependant que cet organe est gros et paraît plein de sang, et la faiblesse de ses battemens semble, par la dureté et l'étendue qu'on lui trouve, dépendre moins de faiblesse que d'une sorte de difficulté à se contracter. Le plus souvent, au reste, il conserve sa fréquence normale.

Les artères présentent, sous le rapport de leurs pulsations, de grandes différences entre elles, suivant les parties où on les examine. Le pouls, en général d'une force moyenne aux carotides, est faible aux artères crurales, insensible dans le bas des extrémités inférieures, insensible aux artères radiales, à peine sensible aux artères brachiales; les artères temporales, auriculaires, sont souvent imperceptibles, et même, quand on les coupe, ne donnent pas de sang. Ainsi, j'ai vu ouvrir sur un sujet l'artère radiale, l'artère temporale, les artères auriculaires antérieure et postérieure, sans pouvoir en obtenir du sang. Au reste, le pouls varie singulièrement pendant le choléra, suivant l'état du sujet, le moment de la maladie et son intensité. En général, il est assez dur et plein pendant les prodrômes; au début de la maladie, il est excessivement faible avec un peu de fréquence, et à la fin lorsque les accidens se dissipent et font place aux accidens comateux, à une sorte de typhus, le pouls reprend avec une fréquence normale un peu de plénitude et de dureté. Les veines superficielles paraissent gonflées de sang, et cependant il est impossible le plus souvent d'en tirer par la saignée plus que quelques gros. La veine une fois vidée, le sang cesse de couler, et l'eau chaude, les frictions, les soins les mieux appliqués n'en obtiennent pas davantage; il y a manifestement partout stase du sang veineux, et c'est là ce qui produit les colorations rouges et violettes dont j'ai parlé.

Le sang tiré de la veine est en général très noir, fort épais, prompt à se coaguler ; il fournit, par le repos, une petite quantité de sérum ; si l'on s'y prend au début, de manière à pouvoir répéter la saignée, on obtient un sang de moins en moins noir et de plus en plus liquide et séreux, quand on en obtient. Je n'ai jamais vu de couenne bien marquée sur le sang tiré des cholériques. Il ne présente, au reste, aucune qualité apparente extraordinaire. Quant au sang artériel, il ressemble parfaitement au sang artériel tiré à d'autres sujets ; seulement, si la maladie était arrivée à un degré très prononcé d'intensité, le sang artériel paraît plus noir qu'à l'état de santé. Je n'ai pas poussé plus loin l'examen de cet élément de l'organisme ; d'abord, parce que je serais un fort mauvais chimiste pour de semblables analyses ; ensuite, parce que les essais, qui avaient été tentés par d'autres, ont si mal réussi qu'ils sont décourageans ; en troisième lieu, on sait si peu de chose sur l'analyse du sang et de toutes les matières animales, que même le plus habile y eût été fort embarrassé ; enfin, j'ai cru mieux employer mon temps en observant des malades dans les hôpitaux, en recueillant avec exactitude des faits relatifs à la propagation du choléra ou à ses causes supposables, qu'en me livrant à des recherches probablement infructueuses, et que je crois plus curieuses pour le physiologiste qu'utiles au praticien.

A voir les cholériques dans les momens où, plongés en apparence dans des réflexions douloureuses, profondes, et dans une sorte d'immobilité et de stupeur, on croirait leur force musculaire dans un état de grande prostration; et je ne suis pas étonné de voir ce mot employé pour désigner l'état dont je parle. Il ne faut pas s'imaginer cependant qu'il ressemble le moins du monde à la prostration des fièvres typhoïdes arrivées au dernier degré. Les cholériques conservent assez de force musculaire, se lèvent, marchent, se tiennent quelquefois même long-temps dans des positions qui demandent de l'effort, et lorsque la douleur les tourmente par accès redoublés, ils s'agitent dans leur lit quelquefois avec une violence étonnante, même lorsque le pouls et la chaleur leur manquent complètement. On voit alors que s'ils restent souvent immobiles, ce n'est pas manque de force, mais manque de volonté pour le mouvement.

Les facultés intellectuelles subsistent en général jusqu'à la mort : il est fort rare qu'un cholérique ait du délire ; mais ce qui est très-commun, c'est qu'il soit pris d'une sorte de coma. Il ne dort pas précisément, mais il cesse peu à peu d'avoir une volonté, de prêter attention ; il semble enseveli dans une insensibilité profonde, et si on vient à l'en tirer par des excitations extérieures suffisantes, on le trouve intelligent, raisonnable, disposé à obéir, pourvu qu'on soutienne son attention. Si, pendant cette espèce de réveil, on lui fait prendre une position ou une attitude nouvelle, fût-elle fatigante, il la garde sans avoir l'air d'en souffrir, et, comme les cataleptiques, il n'a pas l'air de penser à en changer. Si on commande à ces malades de se coucher, ils quittent lentement leur position, se replacent dans leur lit avec la même lenteur, la même indifférence, et rentrent dans leur tupeur première. Ainsi j'ai vu un malade rester deux jours étendu sur son lit, les yeux ouverts, la bouche béante, et toute fuligineuse, vivant, pour ainsi dire, seulement par la respiration, et tellement insensible que des mouches innombrables se promenaient sur sa figure, dans sa bouche et jusque sur les conjonctives sans exciter du tout la sensibilité. Ce malade ne put être réveillé que par un très large moxa à l'alcool appliqué sur l'abdomen ; le lendemain il n'y avait plus, pour ainsi dire, à guérir que l'eschare produite par le moxa. J'ai vu de ces malades rester long-temps assis sur le bord de leur lit, à demi renversés, appuyés sur un bras et conservant cette position pendant une demi-heure ; ils y seraient morts, je crois, si on ne leur eût pas conseillé d'en changer.

Les sens s'affaiblissent aussi quelquefois chez eux : les uns, ce qui est fort rare, se plaignent d'être aveugles ; les autres, et c'est beaucoup plus commun, se plaignent de surdité ; et au milieu de cette sorte d'insensibilité, ils éprouvent cependant encore, dans tous les points de leur corps, des douleurs intermittentes et vives qui leur font tout-à-coup pousser des cris.

Les cris des cholériques ont une forme particulière, sans doute dépendante de l'état de respiration ; ils sont à la fois lamentables et perçans, avec un caractère spécial très facile à reconnaître quand on les a une fois entendus. Ainsi le nommé Le Page, l'un des premiers malades que je vis à Paris, et qui demeurait rue du Monceau St.-Gervais n° 2, poussait des cris qui me firent dire à MM. Sanson l'aîné, Delens, Parent du Châtelet et Deville qui étaient avec moi, que ce malade était un cholérique, même avant que je l'eusse vu et dès que j'entendis de l'escalier les cris qu'il poussait. Le reste des symptômes acheva bientôt de confirmer ce diagnostic. Ce n'est pas seulement le cri qui est modifié d'une manière aussi remarquable chez ces sortes de sujets. Non-seulement leur voix est excessivement faible, mais encore elle prend un timbre tout particulier et tellement caractéristique, que je ne crois pas pouvoir le mieux désigner que par le nom de cholérique.

Quelquefois toute la peau des malades est couverte de sueur ; mais c'est dans le plus petit nombre des cas : cette sueur, quand elle existe, est froide, épaisse, visqueuse. En général c'est un fort mauvais signe.

L'attitude du cholérique varie fréquemment, cependant elle a presque toujours quelque chose de particulier ; tantôt ils sont couchés sur le dos, la tête renversée ou jetée avec une sorte de vivacité et de mauvaise humeur sur l'oreiller. Les mains sont croisées sur le ventre. Le ventre assez souvent rétracté et jeté tantôt à droite, tantôt à gauche, et presque jamais sur une ligne droite avec la tête et les extrémités inférieures. Les extrémités inférieures sont presque toujours un peu élevées et placées sur des plans tout différens, souvent dérangées dans l'anxiété qui agite le malade ; d'autres fois il est sur le côté, les mains appliquées sur le ventre, le corps fléchi, les extrémités inférieures repliées et relevées autant que possible. J'en ai vu, au lieu de se borner à ces changemens de position, à cette expression de mauvaise humeur qu'ils ont presque tous, sortir de leur lit, sans délire, et courir s'accroupir dans un coin ; là, repliés sur eux-mêmes, les mains serrées convulsivement contre le ventre, violets, couverts d'ecchymoses, les yeux violemment ouverts, fixes, ecchymosés dans la plus grande étendue de la conjonctive oculaire, le corps glacé, demeurer immobiles et silencieux dans une sorte de stupeur et de désespoir, puis tout-à-coup, excités par des angoisses nouvelles, pousser des cris lamentables ou changer brusquement d'attitude. L'hôpital de Kolo est le lieu où j'ai le plus rencontré ce hideux spectacle. Qui aura vu un cholérique en proie aux symptômes que je viens de décrire, qui aura entendu cette voix, ces cris, qui aura examiné son anxiété, ces mouvemens, ces attitudes de douleur, qui aura senti ce froid de la peau, ne pourra plus jamais le méconnaître.

Assez souvent, aux symptômes précédemment décrits, se joint un hoquet opiniâtre, quelquefois très éclatant et fatigant pour les malades. Ce hoquet n'indique pas grand' chose sous le rapport du prognostic. J'ai vu guérir beaucoup de malades qui l'avaient eu; j'en ai vu mourir, aussi de ceux qui en avaient été pris; je crois cependant que le nombre de ces derniers est moindre que celui des premiers.

A mesure que la maladie avance, elle fait des progrès ou en mal ou en mieux : dans le premier cas, la plupart des symptômes s'aggravent plus ou moins rapidement jusqu'à ce que la mort arrive ; ce qui peut avoir lieu en 2, 4, 6, 9, 12 heures, un et même plusieurs jours, suivant l'intensité du mal.

La mort des cholériques a presque toujours cela de remarquable, qu'ils succombent sans râle ; leur respiration devient de moins en moins profonde, et sur les derniers momens de leur existence, de plus en plus rare. En cessant alors tout-à-coup d'exister, ils n'ont, pour ainsi dire, pas changé d'aspect. Leurs yeux seulement se couvrent d'un voile qui les rend un peu troubles. Dans le second cas, ordinairement la peau commence à s'échauffer, le faciès prend une expression qui se rapproche plus de l'état de santé; la circulation se rétablit; lorsqu'une fois un des symptômes les plus marqués s'améliore, on les voit presque toujours prendre tous ensemble une marche progressive vers la santé. Ils ne disparaissent pas tous en même temps, mais au moins ils s'amendent. Il serait difficile d'établir une règle un peu précise sur l'ordre qu'ils suivent. Je ne pourrais que donner quelques remarques générales peu sûres, et je préfère me borner, sous le rapport du pronostic, à l'énonciation des remarques suivantes :

Sont de mauvais augure des prodrômes violens, des vomissemens, des selles très multipliées, des douleurs très vives dans le thorax, surtout des crampes très fortes et très fréquentes, des urines promptement supprimées, une teinte violette très intense, des ecchymoses et des pétéchies, une haleine très froide, des sueurs sur le front, une expression très cholérique du faciès, une respiration où le thorax paraît immobile, un affaiblissement très considérable de la circulation, la perte de l'ouïe et surtout de la vue, une voix très cholérique, une très grande anxiété et enfin l'impossibilité absolue de tirer du sang.

Sont de bon augure des prodrômes très modérés où surtout les organes digestifs paraissent seuls et modérément intéressés, des vomissemens faciles, peu douloureux, des selles jaunes ou vertes, assez épaisses et surtout liées, l'absence de douleur dans le thorax, une respiration naturelle, une haleine chaude, peu de crampes, une teinte violette qui disparaît facilement, des sueurs chaudes, une haleine à la température ordinaire, l'absence de céphalalgie et de coma, d'injection dans les conjonctives, la possibilité de tirer du sang, peu d'anxiété, de perte de la sensibilité.

Les malades peuvent vivre long-temps et même guérir après avoir offert des vomissemens et des déjections excessivement abondantes et fréquentes, après avoir eu des douleurs abdominales fort intenses et les urines complètement supprimées, la teinte violette la plus foncée, le froid le plus intense des parties ordinairement refroidies dans le choléra, une très grande altération de la circulation et même de la voix.

. Le malade peut être considéré comme en très bonne voie de guérison si le pouls se relève, sans devenir ni trop fréquent ni dur, lorsque le faciès a repris une meilleure expression, la voix son timbre naturel, enfin quand les teintes violacées et que le froid ont disparu, et que le malade a rendu des matières fécales liées, moulées et verdâtres, quel que soit celui de ces signes qui se montre, il y a une espérance certaine et d'autant plus sûre, qu'un grand nombre d'organes reprennent leur exercice normal.

En général cette forme de la maladie passe avec rapidité ; deux ou tout au plus trois jours dans les cas les plus ordinaires décident de la vie ou de la mort du malade ; mais il ne faut pas croire que la guérison soit souvent complète en si peu de temps : quelquefois cela arrive, mais c'est encore le cas le plus rare.

Quelquefois la convalescence est entravée par des accidens : j'en ai peu vu, mais mon ami Wolff, médecin de l'hôpital de la garde à Varsovie, et d'autres médecins qui avaient soigné beaucoup de cholériques, m'ont assuré avoir vu souvent au début de la maladie des hydropisies de plusieurs membranes séreuses, hydrothorax, hydropéricarde, ascite, etc., faire mourir à la longue des malades qui avaient échappé aux premiers accidens du choléra ; d'autres fois ce sont des douleurs dans les membres qui persistent, même quand tout le reste des symptômes a cédé, et surtout quelques accidens du côté du tube digestif ou un obstacle marqué à la circulation et des douleurs du côté du foie et de la rate. Le visage conserve encore pendant quelque temps un peu de l'expression de là maladie.

On n'a pas vu la suppression de l'urine suivie plus tard de conséquences fâcheuses; cette sécrétion ne se rétablit quelquefois qu'à la fin de la convalescence; et pendant qu'elle ne se fait pas, l'urètre, comme la vessie, se trouve dans un état de spasme, démontré par la difficulté que, sans autre raison, on trouvait à sonder ces malades.

Tel est le choléra simple dans sa marche et ses symptômes ordinaires. Assez fréquemment tous ceux, dont je viens de parler, s'y rencontrent; mais il ne faut pas croire cependant que cela soit toujours rigoureusement vrai; quelquefois des symptômes même principaux ne se trouvent pas. J'ai vu des malades sans froid des extrémités; j'en ai vu sans coloration violacée de la peau; j'en ai vu beaucoup sans froid de la langue; beaucoup plus encore sans douleur de tête. La suppression des urines est loin de s'observer toujours. Enfin, un petit nombre de sujets n'ont ni vomissemens, ni déjections alvines, et ces cas sont souvent même les plus funestes; mais je n'ai jamais vu de choléra sans crampes, sans douleurs vives presque partout, sans suppression ou du moins diminution énorme du pouls, et surtout sans la physionomie propre aux cholériques. Les derniers caractères que je viens de citer, quand même aucune autre altération ne les accompagne, suffisent complètement, à mon sens, pour caractériser le choléra; seulement alors la maladie serait probablement peu grave; j'en ai vu des exemples.

J'ai dit, en commençant cet article, que j'y ajouterais quelques mots sur les complications qui se sont

montrées à moi le plus fréquemment, et qui vien-
nent ajouter quelquefois leurs symptômes propres aux
symptômes plus ou moins dessinés de la maladie épidémique : on sent que mon intention n'est pas de parler,
ni des maladies qui peuvent préexister au choléra, et
dont il viendrait intercepter le cours, mais seulement
de celles qui se lient plus intimement avec lui.

Le typhus est l'une de ces complications les plus fréquentes ; elle a lieu même assez souvent pour qu'on en
puisse faire une espèce particulière presque aussi com-
mune que celle dont je viens de parler; je l'avais désignée dans mes lettres de Pologne sous le nom de *choléra
typhoïde*. Cette espèce ou variété présente les caractères suivans :

Elle débute ordinairement par des accès de choléra
tellement semblables à ceux que je viens de décrire, qu'il
est d'abord impossible de prévoir l'issue probable du
mal. Après une certaine durée du choléra simple, le
pouls se relève, devient dur; la peau chaude et brû-
lante ; la physionomie rentre à peu près dans l'état
normal ; mais avec une nuance de stupeur qui se pro-
nonce de plus en plus, de telle sorte qu'au bout de
peu de temps, un ou deux jours, on peut y observer
tous les caractères propres au typhus. Conjonctives injectées, embarras de l'intelligence, turgescence active
partout; puis après enduit sale de la langue, rougeur
de ses bords et de sa pointe ; enfin, langue sèche, pois-
seuse ; dents, gencives sales et fuligineuses ; épigastre
douloureux et chaud, diarrhée colliquative, membres
pris de tremblemens ou de soubresauts dans les tendons, sécheresse de la peau qui devient grisâtre, perte
des forces et véritable prostration. Cette forme de choléra est en général moins mortelle, et dure ordinaire-

ment plus que l'autre : ce n'est guère que huit jours après le début que les malades succombent ; quelquefois ils meurent un peu plus tôt ; il leur faut, en général, beaucoup plus de temps pour entrer en convalescence.

Qu'on ne croie pas, au reste, que les symptômes se succèdent toujours régulièrement, comme je viens de le dire ; tantôt ils se montrent avec plus d'intensité du côté de la tête ; il y a du délire, la stupeur est plus prononcée ; d'autres fois c'est la partie supérieure du tube digestif qui est frappée ; d'autres fois ce sont les poumons, et l'on voit apparaître des symptômes de pneumonite plus ou moins gangréneuse.

Les autres complications se composent tout simplement en ajoutant aux symptômes du choléra, ceux des irritations diverses dont les organes peuvent être affectés, soit avant l'invasion de la maladie, soit vers sa terminaison, au moment où le pouls se relève. Il arrive assez ordinairement alors que la tête, la poitrine ou les organes abdominaux soient pris d'irritations plus ou moins vives, et j'ai eu sous les yeux d'assez nombreux exemples de cette espèce, presque toujours sinon faciles à guérir, au moins faciles à reconnaître. Enfin deux altérations particulières se présentent assez fréquemment chez les cholériques : l'une est une parotidite, en général de fort mauvais augure, quoique j'aie vu quelques malades guérir après en avoir eu ; l'autre est une affection toute différente, dans laquelle il y a rougeur comme rubéoleuse, puis desquammation de la peau de tout le corps, et en même temps rougeur vive de la langue et de la bouche, comme dans la scarlatine ; en général cette complication est d'assez bon augure.

ANATOMIE PATHOLOGIQUE.

Nous venons d'étudier les symptômes du choléra ; voyons maintenant les altérations qui leur correspondent.

Les cadavres, contre l'ordinaire des sujets qui ont succombé à des maladies très aiguës, ont perdu beaucoup de leur embónpoint. On les reconnaît facilement à l'expression cholérique que leur figure garde souvent encore, et surtout aux différentes colorations que la maladie leur avait données, et qu'ils ne perdent pas en mourant. Quand on incise les parties qui sont restées noires ou livides, quelquefois jusqu'à paraître ecchymosées, du sang veineux en grande quantité s'écoule du tissu cellulaire sous-cutané où il paraissait comme infiltré. Les cadavres deviennent très promptement raides. Commençant une ouverture immédiatement après la mort du sujet, même pendant que les muscles conservaient encore une sorte de contractilité, que le contact de l'air ou du scalpel ranimait au point d'imprimer aux membres des mouvemens sensibles, il m'est arrivé de voir tout le cadavre dans une rigidité complète avant la fin de l'opération, c'est-à-dire en deux heures et même moins. Les muscles sont plus foncés en couleur que dans les autres sujets, et ont une teinte de sang veineux qui se retrouve aussi dans presque tous les autres tissus.

La tête présente peu d'altérations ; les sinus de la méninge extérieure sont pleins de sang noir et liquide, comme cela se rencontre dans des cadavres qui ont succombé à des maladies diverses. La méninge elle-même n'offre aucune altération. On trouve fréquemment du sang noir et liquide remplissant les vaisseaux nombreux qui forment le système veineux extérieur du cerveau; mais il n'est pas extraordinaire de trouver à peu près vides, et ces veines, et même les sinus de la méninge extérieure; quelquefois, mais rarement, le feuillet extérieur de la méningine, dans sa portion correspondante au sommet des hémisphères, offre un peu d'opacité; alors même la membrane est moins opaque que demi-transparente, et son épaisseur ordinaire n'est pas sensiblement altérée. Je n'ai jamais vu la méningine adhérente au cerveau, par conséquent jamais de traces d'irritation du feuillet intérieur de cette séreuse et des parties les plus superficielles de l'encéphale. Quant au liquide que contiennent les replis de ces membranes, tantôt on en trouve une ou deux onces, soit dans la grande duplicature, soit dans les ventricules surtout latéraux, et tantôt on n'en trouve pas. Cette sérosité, quand il y en a, est toujours claire et limpide, du moins je ne l'ai jamais vue autrement. La substance cérébrale elle-même, souvent piquetée de rouge, en raison des petits vaisseaux qu'on ouvre en la coupant, conserve une bonne consistance, et si quelquefois elle m'a paru plus dure qu'à l'ordinaire, c'est qu'en Pologne j'ouvrais souvent les cadavres presque immédiatement après la mort.

La substance blanche ne m'a jamais offert aucune altération; la substance grise est quelquefois, peut-être dans la moitié des cas, un peu plus rouge qu'à l'ordinaire. Cette rougeur tient-elle à l'injection veineuse générale qu'on observe chez tous les cholériques?

Mêmes remarques à faire sur le prolongement rachidien que sur le cerveau. Quelquefois les membranes sont soulevées par un peu plus de sérosité; d'autres fois elles ne le sont pas ; la substance médullaire elle-même a toute la consistance normale. Une teinte plus rouge dans la substance grise intérieure se remarque surtout au niveau du renflement brachial. Il est rare que cette rougeur n'existe pas.

.En ouvrant les gros troncs nerveux, on n'observe à leur intérieur aucune altération ; mais si on les tire par les deux bouts en sens contraire, on éprouve une très grande difficulté à les rompre.

Je n'ai jamais disséqué complètement les nerfs sympathiques sur ces sortes de sujets, mais j'ai examiné plusieurs fois leurs ganglions principaux, surtout ceux de l'abdomen et leurs filets de communication. Une fois j'ai trouvé le plexus semi-lunaire peut-être un peu plus rouge qu'à l'état normal ; mais il ne faut qu'un peu de sang interposé dans la composition de ces ganglions pour produire cette illusion. Je n'ai jamais rien vu de plus dans ce système.

Les organes renfermés dans le thorax présentent en général moins d'altérations que ceux de la tête. Les plèvres sont dans un état de santé parfait, et les poumons sont d'une intégrité admirable, gris, marbrés, crépitans ; ils pourraient servir de modèles, comme il est rare d'en rencontrer dans nos climats, pour donner une bonne idée des poumons sains de l'homme. On a beau les inciser, on les trouve partout de même, et on n'y rencontre quelques gouttes de sang que quand on arrive aux gros vaisseaux qui s'y rendent ou en partent ; ils se présentent le plus souvent dans une position frappante, appliqués sur les côtés de la colonne vertébrale, comme le poumon d'un animal vivant auquel on aurait fait une plaie pénétrante de poitrine ; ils laissent entre eux et la plèvre un espace rempli par de l'air ; cet air s'y introduit avec sifflement quand on perce la paroi thoracique, du moins je crois devoir expliquer ainsi l'existence du vide et la présence du gaz : 1° parce que, pendant la vie, on entend très bien, sur tous les points du thorax, la respiration chez les cholériques, quoiqu'elle ne soit pas toujours également forte ; ce qui ne permet pas de supposer entre l'oreille de l'observateur et le poumon un épanchement de gaz ; 2° parce que, pendant que ce sifflement a lieu, ma main, approchée de l'ouverture, n'y a jamais senti l'impression du moindre souffle venant de l'intérieur du thorax.

Le péricarde contient d'une demi-once à une once et demie de sérosité, limpide dans le plus grand nombre des cas ; dans d'autres, il n'en renferme absolument pas. Le cœur, dont les tissus conservent l'état normal, a ordinairement ses quatre cavités, et surtout le ventricule droit, gonflées d'un sang liquide ou en caillot, suivant l'époque où on ouvre le cadavre ; cependant on le trouve quelquefois vide, et je possède deux observations de ce genre. Les grosses veines sont gorgées de sang ; les petites en contiennent toujours une grande quantité ; les artères sont vides, ou bien les plus grosses contiennent une petite quantité de sang noir. Les veines et les artères sont également sans aucune altération dans leurs tissus.

Les organes dans lesquels le choléra laisse le plus de traces, sont communément ceux que contient la cavité abdominale.

Le foie, fréquemment un peu plus volumineux que dans l'état normal, ne change ni de texture apparente ni de consistance ; on lui trouve seulement une couleur un peu plus brune que dans l'état normal. Je ne sais à quoi cela tient ; mais comme tous les tissus des cholériques renferment une assez grande quantité de sang veineux, je conjecture que la couleur plus foncée du foie est due à la même cause. La vésicule biliaire, dont les membranes conservent l'aspect de l'état parfaitement sain, est ordinairement très gonflée par la grande quantité de liquide qu'elle contient. Ce liquide est d'un vert foncé, comparable à celui de la substance qu'on appelle *savon noir*, d'une consistance plus grande que la bile ordinaire, un peu moindre que celle de la mélasse, mais filant comme cette dernière substance. Cette bile m'a paru moins amère que la bile ordinaire. Elle peut s'écouler par les conduits naturels; car il est facile de la faire passer en abondance dans le duodénum en pressant sur la vésicule. Dans quelques cas pourtant elle est plus liquide, et je possède une observation où elle était remplacée par un liquide limpide, incolore, salé. Il y avait en même temps altération chronique de la vésicule et des conduits biliaires.

La rate est dans l'état normal, et pour le volume, et pour la consistance, et pour la couleur.

Le canal intestinal, qui devait particulièrement attirer mon attention à cause des symptômes qui s'y rapportent, et d'autre part encore parce que ces symptômes ne sont pas constans dans le choléra, nous offre une étrange variation dans les altérations qu'il présente.

Plusieurs fois il m'est arrivé de le rencontrer parfaitement sain, dans toutes ses parties, sur des sujets dont la maladie avait néanmoins pour symptômes des douleurs abdominales et des évacuations par le haut et par le bas. Chez quelques autres, j'y ai vu pour toute altération, un gonflement marqué des follicules agminés, qui représentaient à la partie inférieure du petit intestin et jusque sur la valvule iléo-cœcale, des plaques gaufrées

de forme ovale , de dimensions plus ou moins grandes,
mais en général beaucoup plus grandes, et de forme plus
régulière , que je ne les ai vues sur aucun autre cadavre.
Les plaques avaient sur quelques uns un pouce ou quinze
lignes de large , sur deux et même trois pouces de long;
sur d'autres des proportions beaucoup moindres; elles
étaient situées sur la partie de l'intestin opposée au
mésentère ; leur grand diamètre était parallèle à la longueur de l'intestin dans le plus grand nombre des cas,
mais cependant quelquefois il était dirigé dans d'autres
sens. Je les ai vues d'un rouge rose et plus souvent rou-
geâtres ou rouges lie-de-vin, ponctuées, comme chagri-
nées ; elles faisaient une légère saillie à la surface de l'intestin. D'après ce qui m'a été dit, à Berlin, cette espèce
d'altération ne serait pas partout de la même fréquence.
Aussi à Varsovie je ne l'ai trouvée à peu près qu'une
fois sur trois ou quatre sujets, et à Berlin on l'observa,
dit-on, dix-neuf fois sur vingt. Je l'ai reconnue, en
effet, sur trois cadavres ouverts sous mes yeux; mais il
me reste des doutes très forts sur la maladie à laquelle
un de ces individus avait succombé. J'ai vu dans les hôpitaux de Berlin destinés aux cholériques, tant de sujets qui ne l'étaient pas , que, sans nier la fréquence de
l'altération , je n'ai pas la même confiance sur la nature
de la maladie, ou des maladies qui la produisent;
rarement les follicules isolés paraissent gonflés et injectés, plus souvent on n'y distingue aucune altération. Deux fois j'en ai vu avec une ulcération peu
étendue.

Les intestins de certains malades renferment des
lombrics plus ou moins nombreux ; la plupart n'en ont
pas. On peut faire la même observation relativement
aux invaginations de l'intestin ; quand il y en a, le bout

inférieur entre dans le supérieur. Là, l'intestin est un peu rétréci, ses parois épaissies.

Mais ce ne sont pas là les seules, ni même les plus fréquentes altérations que j'aie rencontrées dans l'appareil digestif. Assez souvent on trouve dans la bouche de la rougeur, du gonflement, et même des ulcérations ; mais ces désordres n'existent que chez les sujets qui ont pris du calomel. L'estomac, quoique moins fréquemment altéré qu'on ne le supposerait d'après les symptômes, n'est cependant pas toujours exempt d'altérations ; j'ai vu dans l'estomac d'un sujet athlétique qui avait succombé à un choléra très violent et très complet dans ses symptômes, une sorte d'ecchymose de la largeur d'une pièce de cinq francs, située vers la grande courbure, occupant toute l'épaisseur de la membrane muqueuse et le tissu cellulaire sous-jacent ; plusieurs sujets ont présenté plus particulièrement vers l'orifice pylorique de l'estomac des traces noirâtres, ponctuées, comparables à celles que laisserait du nitrate d'argent promené sur la surface humide de la peau ; ces traces, plus ou moins nombreuses, allongées, sont larges d'une ligne, d'une longueur variable de plusieurs pouces, et formant une sorte de pellicule au-dessous de laquelle on retrouvait la membrane muqueuse à peine légèrement érodée. La première me fut montrée par M. Guyon, membre de la commission militaire ; je l'ai retrouvée depuis sur un autre estomac, et je sais qu'elle a été revue par d'autres médecins. Deux fois, j'ai rencontré la muqueuse de l'estomac presque toute macérée et gonflée par une sorte d'épanchement dans son intimité : une fois rosâtre et l'autre fois d'un blanc grisâtre ; mais je doute que ceci ait appartenu au choléra ; car j'ai vu plusieurs fois à Paris des altérations tout-à-fait pareilles, qui appartenaient à des maladies chroniques du viscère. Je ne me rappelle pas, au reste, avoir jamais trouvé une altération telle que je puisse l'appeler franchement une *gastrite*, quoique j'aie vu l'estomac participer à une espèce de désordre anatomique qu'il me reste à décrire à propos du reste du canal intestinal, et qui appartient spécialement, je crois, au choléra.

Souvent on trouve dans le canal intestinal des rougeurs ; mais ces rougeurs ne sont pas toutes semblables, et cependant je pense qu'on peut les regarder comme des degrés différens de la même altération : principalement vers la partie inférieure du petit intestin, et dans le gros intestin, il existe souvent des plaques d'un rouge noir, comme ecchymosées, d'une couleur assez foncée quelquefois, pour que des médecins allemands les aient considérées comme des gangrènes de l'intestin, plus ou moins prononcées ; elles varient de quelques lignes à plusieurs pieds d'étendue ; elles sont d'une couleur à peu près uniforme partout, et je ne puis en donner une idée plus juste pour la couleur et l'aspect qu'en les comparant à une portion d'intestin, en contact immédiat pendant quelques heures par sa surface muqueuse avec du sang noir et liquide ; mais ici, il n'y a point d'imbibition cadavérique ; car j'ai trouvé cette altération sur des sujets qui venaient de mourir sous mes yeux. Le plus souvent ces rougeurs sont par plaques séparées les unes des autres par des espaces sains ; sur les limites de la rougeur uniforme, la teinte diminue et se trouve couverte d'un lacis de vaisseaux gorgés de sang noir et admirablement injectés. Il arrive quelquefois que la teinte uniforme manque, et qu'il n'y a que le lacis vasculaire injecté, et le même sujet peut présenter à la fois les divers degrés de cette altération. En général, elle est de moins en moins prononcée à mesure qu'on monte dans le canal intestinal, de sorte qu'il est assez rare de la voir vers la partie supérieure et même moyenne du jéjunum ; plus rare encore de la trouver dans le duodénum et surtout dans l'estomac. Dans les différens points où elle existe, l'intestin, vu à l'extérieur, paraît rouge ; mais cette coloration apparente est due à sa demi-transparence. On en a la preuve en enlevant la membrane muqueuse à laquelle l'altération est toujours bornée : la coloration extérieure de l'intestin disparaît à l'instant. La muqueuse en ce point n'est nullement épaissie, elle n'y change pas ou presque pas de consistance ; à peine peut-on noter un léger ramollissement, un peu plus de friabilité ; la muqueuse peut toujours s'enlever en feuillets assez étendus ; elle diffère très peu sous ce rapport de l'état normal. Cette altération est fréquente surtout dans le gros intestin ; souvent il en est couvert d'un bout à l'autre ; d'autres fois il ne l'est que par places avec des transitions plus ou moins brusques, et on le trouve aussi avec tous les caractères de l'état sain, altéré ou non. Quelque forme de lésion que présente l'intestin, il contient toujours une substance floconneuse d'un blanc tirant sur le jaunâtre ou le verdâtre, d'un goût douceâtre ou légèrement amer ; très souvent des flocons des deux couleurs s'y trouvent à la fois, en suspension dans le liquide que le malade a bu, ou que l'intestin a sécrété. Ce liquide lui-même est au goût plus souvent fade que salé. C'est cette matière que les malades rendent à la garde-robe avec beaucoup d'eau qui la tient en suspension. La matière des vomissemens est pareille, seulement les flocons y sont beaucoup moins abondans, souvent même il n'y en a pas, et la matière déposée est filante comme l'albumine. Le gros intestin renferme encore quelquefois des matières fécales. J'en ai vu en très grande quantité dans un cadavre.

La matière floconneuse que je viens de décrire ne se trouve plus quand le sujet succombe après plusieurs jours du typhus particulier, qui succède dans quelques cas au choléra; mais les autres altérations, dont j'ai parlé, peuvent s'y rencontrer encore. Je dois ajouter ici que la matière floconneuse ne se trouve pas seulement dans le canal intestinal, mais on la rencontre aussi très souvent et en quantité très notable dans les bassinets des reins, dans la vessie, et au rapport de notre collègue Allibert, jusque dans les fosses nasales.

Souvent le mésentère est remarquable par l'injection de ses veinules, et l'épiploon offre quelquefois des réseaux tellement beaux que les injections les plus fines ne les surpassent pas; mais c'est tout ce que ces parties offrent de pathologique; les ganglions qui y existent en grande quatité m'ont toujours paru sains ou affectés d'altérations chroniques, et qui n'avaient évidemment rien de commun avec le choléra.

Enfin, la dernière altération dont j'ai à parler, est celle qu'on observe dans les organes urinaires. Les reins, les uretères, la vessie elle-même, n'ont rien de pathologique dans leurs tissus ; mais presque toujours la vessie est contractée sur elle-même, et réduite à peu près au volume de l'utérus vide chez la femme, ses parois resserrées en paraissent épaissies ; elles ont à peu près deux lignes d'épaisseur, et une très grande consistance. Dans la petite cavité qu'elles circonscrivent alors, on trouve à peine quelques gouttes d'urine. La muqueuse est parfaitement saine.

Les parotidites ne sont pas rares dans le choléra typhoïde ; j'en ai vu quatre ou cinq exemples : mais la maladie locale ne diffère en rien, ni dans ses symptômes, ni dans sa marche , des parotidites analogues des fièvres typhoïdes. Je pense que l'anatomie ne peut rien y découvrir de particulier ; mais je ne puis l'affirmer positivement, faute d'observations assez nombreuses.

En résumé, le choléra est parfaitement caractérisé sur le vivant. Froid des extrémités, crampes, suspension de la circulation, altérations déterminées du faciès et de la voix ; vomissemens, déjections de matières particulières ; suppression des urines ; persistance des facultés intellectuelles ; que faut-il de plus pour caractériser la maladie, surtout pendant la durée de l'épidémie?

Sur les cadavres, des altérations spéciales la distinguent aussi facilement : injection de sang veineux dans tous les organes et dans tous les parenchymes, les poumons exceptés ; dans le canal intestinal , dans la vessie , dans les bassinets des reins, matières floconneuses en suspension dans un liquide comme séreux, vessie contractée et vide. Avec ces caractères on ne peut méconnaître la nature de la maladie à laquelle le sujet a succombé.

DU TRAITEMENT DU CHOLÉRA.

Après avoir ainsi fait connaître les altérations de fonctions et d'organes que cette maladie présente, il me reste à rapporter encore ce que j'ai vu relativement au traitement. Ainsi seront complètes les notions les plus importantes sur le choléra individuellement considéré.

Arrivés à Varsovie , notre premier devoir, comme notre premier besoin, était de consulter les médecins qui avaient déjà vu et traité des cholériques, et de prendre en même temps connaissance des notes qui avaient été remises au comité de santé.

Quant à ce qui concerne le traitement, nous trouvâmes les médecins agissant chacun à sa manière, et le comité ne put nous offrir qu'une seule pièce officielle. C'est un rapport fait par le docteur Brandt, vice-président de ce comité, sur les moyens curatifs qui avaient été employés jusqu'alors. Ce travail de M. Brandt nous apprit qu'au commencement de l'épidémie on saignait les malades le plus tôt possible; on leur donnait des poudres composées de calomel et d'opium, et on leur faisait prendre pour boisson une infusion de menthe; que ce moyen parut d'abord efficace, mais qu'ensuite il y eut parmi les malades une grande mortalité, ce qui engagea d'une part à ne plus transporter, comme on le faisait, les malades; d'autre part, à modifier le traitement. Quelques-uns, négligeant la saignée, s'en tinrent aux poudres de calomel et d'opium, d'autres le bornèrent à l'eau chaude toute simple. Le docteur Léo vanta le magistère de bismuth. Certains médecins attribuèrent quelques succès à la liqueur ammoniacale, certains autres à l'ipécacuanha, et enfin M. Searle se servit tour à tour du calomel et du sel de cuisine.

Là se bornèrent à peu près les notions que nous recueillîmes à notre arrivée; mais pensant que je n'étais pas envoyé seulement pour examiner des rapports, je me hâtai de profiter des habitudes médicales au milieu desquelles je me trouvais, pour tâcher d'apprécier par mes yeux les différens moyens mis en usage. Bientôt je fus convaincu des difficultés que des essais de thérapeutique devaient rencontrer dans les hôpitaux de Varsovie. Par suite des circonstances particulières dans lesquelles se trouvait cette ville , il était assez rare qu'une prescription fût fidèlement exécutée ; presque toujours l'absence des précautions hygiéniques les plus indispensables ; le manque d'infirmiers en nombre suffisant et assez intelligens pour faire exactement ce qui leur était recommandé ; enfin , dans un grand nombre de cas, la multiplicité et les propriétés différentes des remèdes prescrits en même temps, tout cela devait laisser dans mon esprit quelque doute sur la certitude des résultats auxquels j'arrivais.

Qu'on me pardonne donc une hésitation que je ne puis toujours dissimuler, et que sans doute je n'aurais pas si mes observations avaient été recueillies dans un pays où rien n'aurait été à désirer, pour les soins à donner aux malades et pour les moyens hygiéniques, dont l'usage est surtout nécessaire au traitement du choléra.

Spécifiques. — Un point du traitement sur lequel je ne conserve pas le moindre doute , c'est qu'on n'a point encore contre le choléra de remède spécifique ; quel que soit le nombre des médicamens essayés ou tour à tour, ou simultanément, et combinés de diverses manières par les médecins allemands ou polonais ; avec quelque soin et quelqu'intérêt que nous ayons suivi leurs traitemens , je déclare qu'aucun médicament , aucun procédé thérapeutique n'a paru doué d'une efficacité telle que nous puissions le regarder comme décidément anticholérique. Je ne veux pas dire par là que tous les traitemens soient de même inutilité; mais seulement que dans le grand nombre de méthodes ou de moyens dont l'expérience a été faite sous mes yeux , aucun n'a gagné de ma part une confiance entière ; rien ne ressemble dans ce que j'ai vu aux effets du quinquina dans les fièvres intermittentes, etc., etc.

Il est difficile de soumettre à une classification régulière les méthodes dont j'ai à parler; de séparer, ni même de rattacher à l'une ou à l'autre certains remèdes qu'on leur a quelquefois adjoints. Parmi des méthodes si souvent entremêlées, et qui par leur multiplicité échappent à l'analyse, je vais donc me borner à prendre les principales. Les autres faits de thérapeutique seront ensuite examinés à part, formant dans notre rapport une sorte d'appendice, comme ils formaient dans la thérapeutique une sorte de réserve dans laquelle on puisait sans règle précise. Nous suivrons seulement autant que possible dans cet exposé la règle logique, qui veut qu'on marche du simple au composé.

Eau chaude. — L'eau chaude a servi de différentes manières au traitement des cholériques. Elle a été dans un très grand nombre de cas donnée à l'intérieur. Une fois elle a été injectée dans les veines. Souvent elle a été employée en bains.

La première méthode consistait à administrer aux malades, en deux heures, de douze à seize verres d'eau ordinaire à une température aussi élevée qu'on puisse la supporter sans être brûlé. On donnait alors aux malades une demi-heure ou une heure de repos, puis on recommençait de la même manière l'administration du même moyen. Dans les cas où la maladie marchait avec moins de rapidité, on se contentait de donner un verre d'eau chaude toutes les vingt minutes, ou toutes les demi-heures. Je pourrais citer des cas assez nombreux où, sous l'influence de ce seul traitement, j'ai vu des symptômes graves s'amender, et même des malades guérir. Remarquons en faveur de ce moyen que l'hôpital juif et l'hôpital de la garde, où il a été principalement employé, sont de ceux certainement, où la mortalité a été moins grande parmi les cholériques.

Injection aqueuse dans les veines. — A ma connaissance elle a été tentée une seule fois ; elle fut faite par le docteur Wolff et moi à l'hôpital de la garde. Nous injectâmes dans la veine médiane du bras droit, chez un sujet présentant d'une manière bien tranchée tous les caractères du choléra le plus grave, six onces d'eau ordinaire à 35 degrés de Réaumur. Une saignée d'un poids à peu près pareil avait été faite au malade, immédiatement auparavant, et pendant l'opération, la médiane de l'autre bras, qui donnait très peu de sang, fut tenue ouverte. Toutes les précautions furent prises d'ailleurs pour qu'il ne s'introduisît pas dans le système circulatoire une bulle d'air. Le malade témoigna pendant l'opération un peu de douleur. Immédiatement après, les accidens qu'il éprouvait, prirent une marche plus fâcheuse, et au bout d'une heure et demie le malade était mort. Ce fâcheux résultat empêcha d'autres essais du même genre que nous voulions tenter avec des liquides de nature différente.

Bains. — L'eau chaude a été beaucoup essayée sous forme de bains ; mais pour que ces bains jouissent de toutes leurs propriétés, il aurait fallu pouvoir transporter convenablement les malades au sortir de l'eau, les bien essuyer et les replacer dans un lit bien chaud, circonstances bien rares à réunir dans les hôpitaux de Pologne.

Quand ils n'étaient pas ordonnés à une époque trop avancée de la maladie, et quand le malade pouvait les supporter, ils avaient en général un bon effet. Le pouls se relevait un peu, le sang s'écoulait par les veines ouvertes et le malade semblait s'en trouver bien. Je dois dire que ces bons effets n'étaient pas toujours de longue durée. Je regarde cependant ce moyen comme utile, et je crois qu'administré avec les précautions convenables, il peut être conseillé, autant d'après des considérations physiologiques, que d'après des faits nombreux de médecine pratique.

Eau froide. — Plusieurs faits venus à notre connaissance pendant le séjour de la Commission en Pologne comme depuis notre retour, porteraient à croire que le froid ne serait pas non plus sans utilité dans le traitement du choléra ; mais à cet égard presque tout reste encore à faire, et je me garderais bien de rien affirmer. Les affusions d'eau froide sur la tête (les malades étant plongés dans l'eau chaude) ne paraissent pas avoir beaucoup réussi. J'ai été à plusieurs reprises témoin de leur insuffisance.

Calomel. — Le calomel a servi à désigner plusieurs méthodes dans lesquelles il se trouvait, sinon le seul, du moins le principal agent. Regardé par les médecins de l'Inde presque comme un spécifique, il a été d'autant plus employé en Pologne, qu'un médecin anglais y est venu mettre en action sous nos yeux la médecine usitée dans les climats d'où le choléra est censé tirer son origine. Il importe, en abordant l'histoire de ce médicament, de distinguer tout d'abord deux manières bien différentes de l'employer. L'une est celle que j'ai vu mettre en usage par les docteurs Wolff, Kœhler, l'autre par M. Searle. Dans la première, le calomel était associé à l'eau chaude, et donné mêlé avec de la poudre de sucre à la dose de 6, 8 ou 10 grains par heure, qu'on répétait 4, 6 ou même 10 fois dans la journée. Des malades ont pris ainsi pendant trois et quatre jours des quantités énormes de ce médicament. Il arrivait quelquefois qu'il augmentait l'intensité des accidens qui se rapportent au tube digestif, tandis que d'autres fois, mais plus rarement, il se montrait un changement satisfaisant dans l'état du malade.

M. le docteur Searle employait le calomel d'une manière un peu différente. Il le donnait dans les cas ordinaires à la dose de 6 grains, et dans les cas graves à celle d'un scrupule, toujours de deux heures en deux heures. Tantôt il privait les malades de boisson, tantôt il leur prescrivait de l'eau de gruau avec addition d'un peu de rhum, ou bien de l'eau tenant en dissolution du sel de cuisine. D'autres fois il associait cette substance à l'opium et à l'émétique de la manière suivante :

$$\left.\begin{array}{l}\textit{Opium}\\\textit{Émétique}\end{array}\right\}\ \textit{de chaque }\tfrac{1}{4}\textit{ de grain,}$$

Calomel deux grains,

A prendre quatre fois par jour.

Des saignées ou d'autres moyens d'une action plus ou moins différente étaient employés encore souvent concurremment avec ces différens traitemens par le calomel. Je dois à la vérité dire qu'en résultat l'usage n'en fut pas heureux. La pratique de M. Searle fut des plus meurtrières à Varsovie.

La saignée. — La saignée avait paru, dès l'apparition de la maladie, l'un des moyens les plus efficaces, de sorte qu'il fut ordonné à tous les médecins de l'armée de saigner les soldats qui présenteraient quelques symptômes du choléra.

Après cette opération, qui n'est ordinairement praticable qu'au début de l'affection, puisque plus tard le sang ne coule pas, le pouls se relève ordinairement, et le malade se trouve soulagé. C'est un fait que j'ai vérifié un très grand nombre de fois, tant à l'armée où je voyais les cholériques au moment même de l'invasion, qu'à l'hôpital des hussards dans le service de M. le docteur Pinel fils. Mais le plus souvent le mal reprend quelques instans après sa marche funeste. Je pourrais citer des guérisons chez des individus auxquels on n'a fait autre chose que de tirer du sang, soit veineux, soit artériel, même en quantité fort considérable. Ainsi j'ai vu guérir deux malades, l'un auquel on fit quatre saignées veineuses des plus abondantes en deux jours, l'autre auquel furent faites trois saignées veineuses et une saignée artérielle au moins de 16 onces. Le premier malade guérit rapidement ; chez le second la convalescence fut plus prolongée, mais sans accidens. D'autres faits sans doute pourraient encore s'ajouter à ceux-ci, mais j'en possède en bien plus grand nombre qui tendraient à démontrer que la saignée est inutile, si elle n'est funeste. Ainsi, par exemple, d'après l'ordre donné par le médecin en chef, les chirurgiens régimentaires saignaient tous les cholériques au début pendant notre expédition du côté de Plock, et je déclare que je n'ai pas vu guérir un seul de ces malades, soit au camp de Nacpolsk, soit pendant les marches que nous faisions.

Les deux exemples que j'ai cités cependant m'autorisent à dire que dans le choléra, comme dans beaucoup de maladies, la saignée peut être utile lorsque la constitution du sujet ou quelque congestion locale la réclame.

Quant aux émissions sanguines par les sangsues, je ne leur ai pas vu produire d'autre effet que ceux de la saignée par la lancette. Elles étaient ordinairement employées au début de l'affection ou vers le moment de réaction, lorsqu'il se formait des congestions vers quelque organe ; on dit qu'elles ont réussi quelquefois à diminuer la douleur et l'anxiété qui existent à l'épigastre, mais le plus souvent les sangsues refusent de mordre. Les ventouses scarifiées dont l'action est peu différente, aussi peu utiles, ne tirent presque pas de sang.

Le nitrate de bismuth, que M. le docteur Léo de Varsovie avait beaucoup vanté, était pris à la dose de trois ou de cinq grains 'd'heure en heure. On allait jusqu'à trente ou quarante par jour. Nous ne pourrions citer aucun fait qui justifiât la réputation dont a joui ce médicament, qu'on trouve encore vanté dans quelques rapports faits lors de l'épidémie. Des expériences que fit le comité central de médecine pour comparer les résultats obtenus par MM. Searle et Léo, il ressort que sur vingt-trois malades qui prirent du nitrate de bismuth, vingt moururent, et trois seulement guérirent, tandis qu'il n'en mourut que dix-huit sur trente-deux qui prirent le calomel selon la méthode de M. Searle. Un pareil résultat est plus que suffisant pour juger l'emploi de bismuth.

Les méthodes de traitement par des agens excitans ont été très rarement appliquées seules en Pologne et en Prusse ; presque toujours elles ont été combinées avec les méthodes précédentes.

Les agens excitans dont j'ai suivi l'usage sont de deux sortes : les uns sont appliqués à la surface du corps, et sont destinés à ranimer les propriétés qui s'éteignent ; les autres sont portés à l'intérieur pour susciter dans les organes une réaction dont toute l'économie se ressente. Parcourons successivement quelques-uns des agens qui appartiennent à ces deux ordres, et commençons par les excitans extérieurs.

Insolation. — J'essayai pendant les belles journées que nous eûmes à Nacpolsk les effets de l'insolation sur quelques cholériques. On les exposa sur de la paille sèche au soleil de juillet, avec la précaution de leur mettre la tête à l'ombre, et de la couvrir d'un linge incessamment mouillé. La maladie n'en continua pas moins ses progrès.

Frictions. — Les frictions, soit sèches et simples, soit sèches et aromatiques, soit humides et aromatiques, ont été généralement conseillées dans le but de ranimer la chaleur des extrémités et de faire cesser la stase générale du sang veineux à la périphérie du corps, qui forme un des caractères constans du choléra. Ces frictions doivent être faites avec douceur et continuées pendant long-temps. On a observé qu'en même temps qu'elles produisaient quelquefois les effets que l'on désirait, elles diminuaient aussi l'intensité et la fréquence des crampes.

Les sinapismes ont été presque aussi généralement employés que les frictions; on les a appliqués sur l'abdomen, particulièrement sur l'épigastre, ou bien sur les extrémités inférieures. Ils peuvent être mis en usage à diverses époques de la maladie. Et si dans les dernières périodes leur action est quelquefois nulle, c'est sans doute parce qu'elle n'est pas assez grande pour la gravité du mal.

Les vésicatoires ont été employés dans les mêmes circonstances que les sinapismes et ont eu à peu près les mêmes résultats, quand ils ont été prescrits dans des cas où le choléra était suivi d'une affection typhoïde. Ils m'ont paru doués de la même efficacité que dans nos climats contre les maladies du même genre.

Lorsque le choléra avait une grande intensité, on a fréquemment usé d'une sorte de *moxa à l'alcool.* L'opération consistait à étendre sur l'abdomen un linge imbibé d'alcool que l'on enflammait. Il en résultait tantôt une brûlure très superficielle, tantôt au contraire une eschare profonde, et, dans tous les cas, une vive douleur et une excitation momentanée de la circulation. J'ai vu succomber beaucoup de malades qui avaient subi cette opération ; mais, si l'on se rappelle qu'elle n'était faite que dans des cas très graves, l'on se rendra raison de la plupart de ces insuceès, et l'on sera plus disposé à ne pas refuser toute utilité à ce moyen énergique d'excitation. Je pourrais citer des guérisons bien remarquables que je crois pouvoir lui attribuer. Ainsi j'ai vu un jeune homme depuis trois jours plongé dans le coma le plus profond, et tellement insensible, que des mouches se promenaient sur ses yeux ouverts sans qu'il s'en aperçût, excité par cette cautérisation, guérir du jour au lendemain. Il resta long-temps à l'hôpital, mais pour atteindre la cicatrisation de son eschare abdominale et nullement pour le choléra et le typhus qu'il avait eus.

L'acupuncture a été aussi essayée dans quelques cas.

Des aiguilles ont été enfoncées en ma présence dans diverses parties du corps, et plusieurs fois même dans le cœur, sans qu'il en soit résulté rien d'appréciable ni en bien ni en mal.

Les agens excitans donnés à l'intérieur ont été souvent, comme les précédens, unis à d'autres médicamens ; d'autres fois cependant ils ont été donnés seuls. Nous allons procéder dans leur examen des moins puissans à ceux dont les effets sont plus marqués.

Au premier rang se place le décoctum de salep, espèce de boisson fade composée d'eau et de fécule de salep bouillie, mêlée à une petite quantité de rhum, et

qui servait à la fois de tisane et d'aliment aux malades ;
les infusions de menthe, de camomille, de mélisse, etc.,
qui remplaçaient ce que nous appellerions en France
les tisanes ; la potion anti-émétique de Rivière, qui
manquait le plus souvent son effet ; la potion acidulée
avec l'acide sulfurique ; l'infusion de valériane et d'ar-
nica ; la mixture dissolvante composée du formulaire
de Varsovie ; enfin, le décoctum de baies de genièvre,
destiné à rétablir la sécrétion urinaire. Tous ces médicamens n'avaient souvent d'autre but que de satisfaire
un désir de malade, et de calmer ou de diminuer momentanément la soif ou les vomissemens.

Oxigène.—L'expérience, déjà faite en Russie, de faire
respirer de l'oxigène a été aussi tentée en Pologne ;
mais elle n'a eu aucun succès sur le petit nombre de
malades qui y ont été soumis.

Sulfate de quinine. — Le sulfate de quinine n'a jamais
paru avoir une action prononcée. Nous le prescrivîmes
tous de concert à la première malade que nous vîmes à
Konim. Depuis, nous l'employâmes plusieurs fois encore
vainement. Enfin j'ai appris de M. Fiedler, médecin
de l'hôpital des cholériques à Modlin, qu'il reconça à
s'en servir à la suite de nombreux revers. Il peut cependant avoir de l'utilité quand, après la disparition des
accidens cholériques, il survient des accès de fièvre
intermittente.

M. Fiedler a encore tenté vainement l'emploi *de la
poudre de racine de Colombo. La poudre de Dover,* souvent prescrite par les médecins allemands, fut plutôt
donnée à des malades qui, sur le déclin du choléra,
éprouvaient encore des accidens nerveux, qu'à ceux qui
étaient en proie aux premiers symptômes de la maladie.
Je ne pourrais citer ni bons ni mauvais effets de cette
substance.

Autant en pourrais-je dire des excitans tels que *l'ambre*, *le musc*, *le castoréum*, *le sulfate de zinc* à la dose de 8 grains, *des éthers sulfurique et nitrique*, *des gouttes d'Hoffmann* prescrits seuls en potion ou unis à quelqu'autre médicament.

L'eau chlorée, que l'on composait en mêlant trois onces d'une dissolution de chlore avec trois onces d'eau ordinaire, et que l'on édulcorait convenablement avec un sirop simple, a été principalement opposée au choléra, lorsqu'il passait à l'état de typhus, et plutôt comme un moyen utile contre cette dernière maladie que contre le choléra.

La mixture de scudamore, dans laquelle entre *la magnésie*, *l'eau de menthe poivrée et le vinaigre colchique*, a, dit-on, réussi dans la pratique particulière du docteur Malch; il l'employait dans l'intention de rétablir la sécrétion de la bile. Je ne sais avec quel succès.

L'ammoniaque n'a pas été négligée dans le traitement de la maladie qui nous occupe. C'est surtout à l'Hôpital des Juifs et à celui de la Garde qu'elle était prescrite soit à l'état de *sous-carbonate*, soit à celui *d'ammoniaque liquide*, *de nitrate*, *d'hydrochlorate* ou de *succinate*. En Pologne, ces diverses préparations étaient généralement incorporées dans une potion prise à petites doses. D'après ce que j'ai vu, je crois pouvoir y reconnaître plus d'efficacité qu'à la plupart des remèdes dont j'ai parlé jusqu'à présent.

L'extrait de noix vomique a été plusieurs fois donné à des doses assez considérables. Prescrit aussi en Russie sans aucun succès, il a été administré comme bien d'autres substances, pour combattre les complications qui suivent le choléra, et principalement le typhus à sa dernière période, plutôt que contre le choléra lui-même. Son usage a été plus souvent suivi de la mort que de la guérison.

Le phosphore, à ma demande, a été ordonné par M. le docteur Wolff, à quatre malades, dissout à la dose de 3 grains dans 3 gros d'éther; ces malades prenaient de 20 à 3o gouttes de cette dissolution dans un verre d'eau chaude; cette dose était réitérée trois ou quatre fois par jour. La guérison a eu lieu sur deux malades, quoiqu'ils fussent atteints d'un choléra très intense et très avancé. Les deux autres ont succombé.

Les évacuans, tant *émétiques* que *purgatifs*, ont été donnés fréquemment soit dans le but de débarrasser le tube digestif des mucosités qu'il renfermait, soit pour activer la sécrétion de la bile ou pour remplir toute autre indication particulière qui se présentait aux diverses périodes de la maladie.

Le tartre stibié et *l'ipécacuanha* étaient toujours prescrits à des doses vomitives; ils ne nous ont jamais paru produire de bons effets; quelquefois cependant, en sollicitant le vomissement qui ne pouvait avoir lieu, nous avons observé qu'ils remédiaient avantageusement au sentiment de plénitude de l'estomac.

Le purgatif le plus usité a été *la rhubarbe* en poudre ou sous forme de teinture. Dans certains hôpitaux on s'en est trouvé quelquefois assez bien. On l'associait souvent à une petite dose de carbonate de potasse. Je crois que son usage peut être avantageux dans quelques circonstances, surtout dans la seconde période de la maladie, lorsqu'il existe des signes d'embarras gastrique ou intestinal, et qu'on veut rétablir les sécrétions du tube digestif.

L'opium a été conseillé soit isolément, soit mêlé à d'autres substances plus ou moins actives, à l'état d'extrait aqueux, de teinture ou sous toute autre forme. Dans le commencement de l'épidémie on s'en est servi généralement ; mais, lorsque nous arrivâmes à Varsovie, la plupart des médecins y avaient renoncé, parce qu'ils croyaient avoir remarqué qu'il donnait souvent lieu à un coma promptement mortel. Vers la fin de la maladie, son usage pouvait, en effet, être nuisible ; mais, à son début, nous en avons vu de bons effets, de même que dans cette espèce de diarrhée qui précède si fréquemment les accidens cholériques.

La belladona, dont l'extrait aqueux a été donné quelquefois, sera seulement mentionnée ici. Il n'a jamais produit d'effets bien marqués.

Je pourrais encore parler d'une foule d'autres médicamens mis en usage contre le choléra, tels que le *vin*, *l'alcool, la vératrine, le galvanisme ;* mais les essais faits avec ces substances sont trop peu nombreux et trop peu précis pour mériter qu'on s'y arrête.

Tels sont les faits qui se sont multipliés sous mes yeux. Tout ce que j'ai dit sur les observations physiques est incontestable ; c'est de l'observation simple. Ce que j'ai écrit sur le traitement peut sans doute être contesté, parce que ce n'est plus seulement de l'observation, mais de l'observation et en même temps des déductions logiques. Tout ce que je puis faire ici c'est d'affirmer que rien n'a été négligé par moi pour que ces déductions fussent aussi rigoureuses et exactes que possible. Je ne peux pas certainement prédire ce qui résultera des recherches que les médecins français vont faire, j'espère beaucoup de leurs lumières ; mais je demande toujours à leur bonne foi de se méfier des succès trop brillans ; car il est peu de maladies dans lesquelles l'avidité et la mauvaise foi puissent plus fructueusement spéculer.

CONJECTURES SUR LE SIÉGE ET LA NATURE DU CHOLÉRA.

J'ai malheureusement peu de choses positives à dire sur ces deux points , qui tiennent à juste titre une place si grande dans l'étude de la plupart des affections individuelles. Ce n'est pas cependant que j'aie négligé de faire à cet égard toutes les recherches positives qui m'ont été possibles ; ce n'est pas que j'aie négligé de méditer souvent et long-temps , sur les faits que j'avais recueillis ; mais je suis toujours arrivé en définitive à constater, qu'il y a dans cette maladie quelque chose qui nous échappe ; je ne donne donc ce que je vais dire que comme des conjectures.

En interrogeant les symptômes, on ne peut manquer de faire cette remarque, que les excrétions ordinaires cessent d'avoir lieu. L'urine est supprimée; l'excrétion de la bile l'est également, et d'après les recherches faites dans ces derniers temps par MM. Tiedemann et Gmelin, la sécrétion de la bile n'est autre chose qu'une véritable excrétion dépurative ; la transpiration ordinaire cesse de se faire à la peau. La perspiration pulmonaire est-elle la même chez des malades dont l'haleine est froide, dont la respiration est complètement troublée , dont les poumons se montrent, à la mort, affaissés et vides de sang, que chez les autres malades? On ne peut pas le penser : donc tous les moyens de dépuration que le sang rencontre ordinairement lui manquent. D'ailleurs dans les intestins, comme partout, sur les membranes muqueuses se trouve déposée une matière nouvelle, qui, à en juger par sa saveur, son aspect, par les analyses qui ont été tentées, paraît ou de la fibrine ou certaines parties de la mucosité déposée sur la surface de la membrane qui a dû la sécréter. Il me semble impossible

de tirer de ces faits et de ces considérations, que j'espère bientôt pouvoir appuyer des recherches chimiques
très exactes, *que toutes les voies de dépuration sont fermées
au sang*, à moins que cette dépuration et ces fonctions
si différentes, ne soient suppléées par l'excrétion qui
fournit la matière des vomissemens et des diarrhées si
excessivement abondantes chez les cholériques, au moins
dans le plus grand nombre des cas. D'autre part, les
cholériques se refroidissent, mais non pas partout; j'ai
insisté sur ce point. Chez eux la circulation veineuse
est arrêtée, la circulation artérielle excessivement af-
faiblie : ce sont là, après les douleurs dont ils se plaignent, les phénomènes de la maladie les plus constans.
A quelle cause peut-on les rapporter? A l'altération du
sang faute de dépuration? Mais d'où vient que cette
dépuration ne se fait pas? d'où vient que les excrétions
s'arrêtent ou se modifient d'une manière si frappante?
est-ce qu'un poison extérieur insaisissable serait venu,
comme cela arrive quelquefois, chez les vidangeurs
par exemple, se combiner avec le sang et interrompre
le jeu de nos organes? mais alors pourquoi tous les
sujets respirant, existant dans le même lieu, l'un à
côté de l'autre, ne seraient-ils pas également frappés de
choléra? Nombre de fois cette idée m'a porté à respirer
de près l'haleine des cholériques mourans ou au début
de l'affection; nombre de fois, elle m'a porté à suivre
attentivement la santé de ceux que j'avais vu se placer
par mégarde dans la même position, et aucun fait de
choléra, qui, ce me semble, aurait dû quelquefois se
gagner ainsi, n'est venu fortifier cette conjecture.

La chaleur et la circulation sont diminuées extérieurement au moins; serait-ce que le sang non dépuré
n'excite plus les organes de la même manière? mais

toujours, pour placer la cause essentielle de la maladie dans le sang, nous sommes obligés de la placer dans le sang artériel ; car nous aurons toujours à nous demander d'où vient que la dépuration ne se fait pas, puisqu'il faut qu'elle ne se fasse pas, pour que le sang présente cette altération, en vertu de laquelle il n'excite plus nos organes de la même manière? L'absence de la production de chaleur s'expliquerait toujours alors par l'absence ou la modification des fonctions, puisque la chaleur, dont nous jouissons, n'est due qu'à l'exercice des fonctions elles-mêmes et aux compositions et décompositions chimiques, qui en résultent.

Est-ce une asphyxie? mais d'où vient-elle? pourquoi l'hématose cesse-t-elle de se faire? Il faut supposer de deux choses l'une : ou bien qu'elle cesse d'avoir lieu, parce que le corps étranger que nous respirons, contient quelque chose d'insolite qui nous empoisonne ou n'est pas propre à l'hématose ; alors se représentera l'objection faite tout à l'heure à l'altération du sang par un principe étranger venu du dehors ; ou bien, parce que se trouve en nous quelque chose qui empêche que l'hématose ordinaire se fasse. Ce quelque chose est nécessairement, ou bien l'altération du sang : or, nous venons de démontrer que, primitive, elle est impossible, aussi bien dans le sang artériel que dans le sang veineux ; ou bien l'altération de l'organe dans lequel l'hématose principale se fait, les poumons : or, il est bien prouvé que cet organe est de tous, celui qui conserve le mieux sa parfaite intégrité ; ou bien, enfin, il faut supposer une altération dans le principe en vertu duquel l'hématose a lieu.

La matière extérieure reste bonne ; l'organe de l'hématose principale est sain ; donc, de deux choses l'une ·

ou la puissance qui pousse vers cet organe la matière intérieure de la fonction, c'est-à-dire le sang, dont nous avons démontré tout à l'heure l'altération primitive impossible, cesse de produire l'hématose là où cette fonction a lieu, ou du moins altère d'une manière très notable la fonction ; ou bien ce principe cesse de pousser vers l'organe où se fait l'hématose la matière intérieure, c'est-à-dire le sang sur lequel la fonction a lieu. Voyons donc si le sang cesse primitivement de se rendre aux poumons.

Les mouvemens du cœur sont-ils arrêtés dans le choléra ? Non certainement. La preuve, c'est que plus les artères sont petites, plus le pouls cesse d'y être perceptible ; plus elles sont éloignées du cœur en général, plutôt on cesse de les sentir. On sent, jusqu'au moment de la mort, battre les carotides. Si, comme je l'ai fait, on enfonce des aiguilles dans le cœur, ces aiguilles sont agitées de manière à prouver que le cœur bat, et plus la maladie est au début, mieux on sent ces battemens ; donc la cause essentielle du choléra n'est pas dans le défaut de présence de sang au point où se fait l'hématose, pas plus qu'elle n'est dans l'altération primitive de ce liquide. Serait-elle donc alors dans l'altération primitive de la fonction dont l'hématose résulte ?

On ne meurt, a dit Bichat, que par le cœur ; pour nous, le cœur est exclu ; par les poumons ; pour nous, les poumons sont exclus ; par le cerveau ; il aurait mieux fait de dire par le système d'organes, chargé de l'entretien, sinon de la production du je ne sais quoi, qui distingue un cadavre d'un homme vivant ; or, on meurt du choléra ; donc, les deux autres causes de mort étant exclues, c'est sur celle-ci seulement que nous pouvons nous rejeter. Voyons quelle conjecture nous pourrons former à cet égard. Notons seulement que nous voici arrivés à ce point, qu'il nous faut, de toute nécessité, rencontrer ou bien une altération matérielle constante, grave, dans les organes, ou bien quelque changement notable, général, dans le monde extérieur, puisqu'il s'agit d'expliquer une maladie partout la même, ou enfin à supposer quelque altération, je ne dirai point dans les fluides impondérables (le bon sens tout seul suffit pour révéler que ces fluides n'existent pas comme réalité, mais que ces deux mots joints ne représentent qu'une supposition, une hypothèse, une formule par laquelle nous rendons, d'une manière plus abrégée, nous représentons grossièrement, matériellement, la cause absolument inconnue de phénomènes très réels, très observables, très connus), mais je dirai, dans ce je ne sais quoi que j'appellerai pour formuler innervation et en vertu duquel nous sommes vivans. Voyons donc si ces altérations matérielles existent.

Examinez les organes des cholériques, qu'y trouvez-vous ? Quelquefois absolument rien ; d'autres fois partout du sang, excepté dans les poumons ; quelquefois, surtout quand le malade meurt, moins du choléra que de l'espèce de réaction qui se fait après, on en trouve aussi dans les poumons ; quelquefois enfin il y a des altérations matérielles très considérables, soit que le sujet fût antérieurement affecté d'une autre espèce de maladie, soit qu'elle soit venue à la suite du choléra. Dans tout cela, rien de constant, de fixe, et cependant les malades meurent, quand ils meurent du choléra, tous de la même manière. Il n'y a sous ce rapport qu'un très petit nombre de variations, et ces variations sont loin de suffire à expliquer la mort, elles sont bien loin surtout de renverser les considérations physiologiques sur lesquelles je viens de m'appuyer. Non, les cholériques n'ont pas le choléra, parce qu'ils ont une gastrite, une pneumonite, une encéphalite ou toute autre espèce d'altération matérielle constante dans les organes ; non, ils ne meurent pas du choléra, à cause de quelque changement matériel, appréciable dans les corps étrangers qui se mettent en rapport avec leurs organes. L'examen auquel je viens de me livrer, la description de la maladie, comme ensemble de symptômes, comme altérations anatomiques vues sur les cadavres, renversent manifestement ces deux suppositions ; le choléra n'est point de nature, comme nous le disons, inflammatoire ; le choléra n'est point le résultat de l'altération d'un organe ; le choléra n'a, par conséquent, pour nous, ni nature, comme on l'entend en médecine, que nous puissions préciser ; ni siége organique que nous puissions anatomiquement démontrer. Qu'est-il alors ? Dépend-il de l'altération de quelque agent de la nature matériellement insaisissable et différent de notre innervation, en ce sens qu'il ne la supplée pas et ne la remplace jamais, même dans le cadavre de celui qui aura été tué par une goutte d'acide hydrocyanique déposée sur la langue. C'est là la seule question qui nous reste à examiner. Comme elle se rattache exclusivement à l'étude que nous devrons faire du choléra envisagé comme épidémie, c'est là que nous y reviendrons.

DU CHOLÉRA CONSIDÉRÉ COMME ÉPIDÉMIE.

Jusqu'à présent je n'ai considéré le choléra que comme une maladie ordinaire ; j'ai dit les symptômes, la marche à l'aide desquels on le reconnaît ; j'ai énoncé les altérations que présentent et ne présentent pas les cadavres des cholériques ; j'ai répété ce que j'ai vu sur la nature de cette affection. Dans tout cela je n'ai voulu dire que les faits, les choses incontestables, et j'ai eu soin d'intituler *Conjectures* le chapitre où je me suis occupé de sa nature et de son siége ; libre à chacun de me contester, tant qu'il voudra, la valeur de ces conjectures ; je les abandonne très volontiers à la critique ; j'appelle l'observation seule en témoignage sur le reste.

Dans cette nouvelle partie de mon travail, j'arrive à des faits non moins intéressans, parce que sur ces faits sont basés les grands principes d'application administrative, d'où dépendent les mesures à prendre par les gouvernemens pour se garantir du fléau ou du moins pour en amoindrir l'atteinte. Je vais donc ici dire un mot sur la marche du choléra comme épidémie, un mot sur ses causes saisissables ; là, les faits seuls doivent parler. Quant à la cause générale, elle ne m'occupera encore que sous le titre de *Conjectures,* et je reviendrai, sans y attacher plus d'importance, sur la question que j'ai laissé suspendue à la fin du chapitre précédent. A quelque solution que j'arrive, je prie le lecteur de bien penser que ces solutions métaphysiques, que je n'ai obtenues que long-temps après avoir recueilli et comparé les faits, n'ont en rien influé sur ma manière de voir ; elles concordent avec elle, il est vrai ; mais on ne peut pas accuser le principe, que je poserai, d'avoir dirigé et peut-être égaré mes recherches ; car il pourrait à coup sûr répondre comme l'agneau faisait au loup : « *Comment l'aurais-je fait, si je n'étais pas né ?* » Aussi entrerai-je ensuite avec confiance dans l'étude du mode de propagation du choléra, et ce sera par les faits seuls que je chercherai à l'apprécier ; les faits seuls aussi me conduiront aux conseils pour l'autorité, pour les gens du monde et pour les médecins, que je répéterai ici, et qui avaient été déjà consignés dans le Rapport commun de la Commission de Pologne. Si on veut bien me le permettre ensuite, j'essaierai de voir même, par manière de récréation d'esprit, si mes conjectures sur la nature, sur la grande cause du choléra s'accordent ou non avec les conseils que j'aurai dû donner ; mais je répète que cet examen encore ne devra être considéré que comme une autre excursion faite dans le domaine des hypothèses ; tandis que je tiens beaucoup à ce qu'on soit persuadé, que mes conseils sont fondés uniquement sur l'expérience de la maladie.

DE LA MARCHE DU CHOLÉRA ÉPIDÉMIQUE.

Le choléra, dans sa marche épidémique, est loin de ressembler à une armée marchant en ordre vers un but commun, se rendant ainsi, comme en rampant à la surface de la terre qu'elle ne quitte pas, en passant nécessairement par tous les intermédiaires, d'un lieu à un autre. Qu'on étudie le choléra épidémique, soit en grand, dans tous les lieux qu'il a ravagés depuis son apparition, soit en petit, dans l'étendue d'une ville, ou, plus en petit encore, dans un régiment, on le verra partout, toujours, suivre la même marche ; celle qu'il a tout-à-coup comme affecté de nous faire voir, en se plaçant d'abord à Londres ; puis, sans toucher aux lieux intermédiaires, posant subitement son autre pied sur Paris ; dans Paris même, s'annonçant d'abord comme de loin en loin par quelques cas isolés, et, au moment où il commence à y développer toute sa violence, frappant, pour ainsi dire, en même temps des sujets disséminés et qui n'ont entre eux aucun rapport. A coup

sûr, je n'ai pas vu le choléra partout où il s'est développé ; mais l'expérience que j'ai prise de la maladie en
tant de lieux différens, ne me laisse aucune hésitation
sur ce point. Je ne crains pas d'affirmer que, toutes les
fois qu'on voudra rechercher de bonne foi, sans opinion
préconçue, avec cette sorte de naïveté, de virginité d'o-
pinion que j'emportais en Pologne, je ne crains pas
d'affirmer, dis-je, qu'on verra partout et toujours le
choléra épidémique affecter la même marche ; jamais
je ne l'ai vu procéder autrement.

Ceci explique comment certaines localités s'en trouvent, on ne sait pourquoi, garanties, au milieu d'une
contrée qui en est toute infectée. Il n'y a pas dans tout
cela de conjecture ; c'est un fait que l'expérience a partout sanctionné, un fait invariable et sur lequel j'appelle l'attention de ceux qui voudront se faire à cet
égard, et sans intérêt autre que celui de la science, une
opinion.

Souvent aussi on remarque que, quelque temps avant
son apparition, les localités dans lesquelles il se mon-
trera, les populations au milieu desquelles il va sévir,
les individus parmi lesquels il choisira ses victimes, ont
quelque chose d'insolite, de spécial difficile à définir,
c'est, je crois, à tout cet ensemble qu'on doit réserver
le nom de constitution épidémique.

Une troisième remarque à faire, c'est que le choléra,
lorsqu'il envahit une contrée, commence presque toujours par les endroits de ces contrées où il se trouve une
population plus nombreuse, plus agglomérée, et saute
après, tantôt sur un point, tantôt sur un autre, avec
cette sorte de caprice qui le caractérise. Voilà trois ordres de faits qui sont d'observation générale, et qui
m'avaient fait penser que Paris, vers le printemps, de-

viendrait à son tour le siége de l'épidémie. On sait trop maintenant combien, malheureusement, cette prédiction, qui n'était pour moi que la conséquence presque immédiate des faits en tous lieux observés, s'est réalisée, et ce sera toujours pour moi un sujet de regret, de penser que l'autorité, prévenue, ait fermé l'oreille et se soit égarée à la suite de quelques hommes d'administration imbus de préjugés ou de médecins inexpérimentés.

DES CAUSES ÉPIDÉMIQUES DU CHOLÉRA.

S'il est des maladies où la connaissance de la cause puisse être utile, ce sont surtout les maladies épidémiques. Forcés que nous sommes alors souvent de recourir à des moyens de thérapeutique purement empiriques, nous devons chercher plus que jamais à deviner, pour nous en garantir, sous quelle influence la maladie se développe le plus souvent. Le choléra, sous ce rapport, a été aussi fécond que toutes les autres épidémies, et, sans parler des forêts vénéneuses, des insectes, des vents, on trouve, parmi les modificateurs de nos fonctions, placés plus près de nous et plus accessibles à nos sens, des causes très nombreuses assignées à la maladie.

La malpropreté, la misère, l'encombrement dans les habitations, la fatigue, les excès de tout genre, se trouvent successivement accusés. L'on ne réfléchit pas que tout cela n'existe pas partout où le choléra se développe, ou bien que le choléra aurait toujours dû exister partout où ces prétendues causes se rencontrent; mais, s'il est facile de réfuter ce qui a été avancé à cet égard, il ne l'est pas autant, une autre cause spéciale étant supposée, d'apprécier le plus ou moins d'influence

que ces différentes causes particulières ont pu avoir
soit pour prédisposer au choléra ceux qui en sont atteints, soit pour déterminer en eux l'irruption de la
maladie. Rien de plus aisé que d'émettre à cet égard
une opinion tranchante et de l'appuyer de faits nombreux ; car dans toutes les épidémies on rencontre des
faits nombreux en faveur de toutes les opinions. Mais,
par contre, rien n'est plus aisé non plus que d'accumuler des faits pour prouver une opinion contraire.
Ainsi, on a dit que l'humidité, qu'une température
élevée, que la malpropreté, la misère, les excès, surtout de boisson, une nourriture dans laquelle on ad-
mettait des fruits ou des boissons froides ; que l'encombrement dans certains lieux, la fatigue, les affections
morales prédisposaient au choléra. On a parlé également de l'habitation des bords d'une rivière ; on a
ajouté, pour la plupart de ces causes, que portées à
un certain degré, en agissant brusquement, elles pourraient déterminer chez un sujet l'apparition de la maladie. Chacune d'elles a compté des observations en
sa faveur, mais il n'en est pas une seule, considérée en
général, qu'il ne soit possible de réfuter par des exemples frappans, soit qu'on prenne ces exemples parmi
les sujets atteints de la maladie, soit qu'on les prenne
parmi ceux qui vivant au milieu de l'épidémie s'expo-
sent impunément chaque jour à l'action des causes
qu'on a cru les plus agissantes. J'ai vu des malades dans
les armées, dans les hôpitaux, dans les villes, frappés
sans qu'on puisse s'expliquer comment. Les exemples
sont assez nombreux pour que je me croie logiquement
forcé à me renfermer dans l'énonciation de la propo-
sition suivante :

Tout changement brusque dans les habitudes d'un

sujet, toute altération de ses fonctions, peuvent être suivis du développement du choléra; mais de ce qu'un changement, de ce qu'une altération de cette espèce ont lieu, on aurait tort de conclure que le sujet est infailliblement menacé de la maladie. Seulement l'observation des cas particuliers apprend que très fréquemment, peu de temps avant l'apparition des symptômes épidémiques, il y a eu quelque chose d'insolite dans les fonctions ou les habitudes du sujet.

Cette espèce de sentence par laquelle je viens de terminer l'étude des causes épidémiques, en ce qui concerne les individus, est fondée tout entière sur l'observation, et presque toujours les différens cas de choléra qu'on observe, sont fidèlement applicables à la remarque faite; mais cette remarque, utile pour la pratique, fait important à vérifier, à cause de l'instruction qui en résulte, ne nous explique pas comment cela arrive et ne nous dit rien sur la cause générale de l'épidémie, sur ce je ne sais quoi de divin, dont parlait Hippocrate. Séparons donc soigneusement le fait, que je viens de signaler, des conjectures que j'ai promises.

CONJECTURES SUR LA CAUSE ÉPIDÉMIQUE GÉNÉRALE DU CHOLÉRA.

Rappelons au commencement de ce chapitre que nous en sommes venus plus haut, d'hypothèses en hypothèses, d'observations en conséquences, de faits en conjectures, à cette conclusion, que l'essence du choléra n'est pas une altération matérielle, saisissable, extérieure à nous ou ayant son siége dans l'intérieur de l'organisme, et nous sommes arrivés à ce point que, *pour qui veut expliquer la cause essentielle du choléra*, il faut supposer, qu'il y a altération ou de l'innervation en nous ou de quelques unes de ces propriétés dont le monde extérieur est en quelque sorte le réservoir, éther, électricité, magnétisme, calorique, attraction, chaleur, ou tout ce que l'on voudra, enfin de ce qu'on a nommé par formule les agens impondérables. Il s'agit maintenant de savoir, si l'altération est dans l'agent *impondérable* qu'on nomme innervation, ou si l'altération est dans les agens impondérables du monde extérieur. Cette discussion avec l'espèce de positivisme que je cherche à y introduire, avec l'attention que j'ai de n'employer qu'un langage propre à me faire comprendre et cependant à ne pas donner des hypothèses pour des réalités, peut avoir, je le conçois, son côté ridicule ; cependant l'étude de la nature du choléra, nous a conduits là, parce que l'étude de sa nature devait nécessairement nous reporter aux causes premières ; et puisque nous sommes là, voyons s'il y a plus de probabilité dans un sens que dans l'autre. Il est quelquefois bon, d'ailleurs, que des études de ce genre reportent l'attention des hommes sur le néant des sciences, lorsqu'ils ne veulent pas se contenter des faits observables ; lorsqu'ils veulent, bâtissant des systèmes et se payant de mots, imposer aux autres leur croyance, au lieu de développer leur raison. Notre siècle aussi a besoin de voir de temps en temps le néant de ces recherches métaphysiques, car il se rencontre encore beaucoup trop d'esprits crédules qui s'humilient sous un mot, qui croient parce qu'ils n'osent regarder, et d'esprits forts qui rendent des oracles.

Une goutte d'acide hydrocyanique étant mise sur la langue d'un animal, il meurt ; quelques convulsions seulement, et ce système qui naguère modifiait le monde extérieur, le façonnait à son profit, se défendait par une force propre contre l'injure de tout ce qui n'était pas lui, n'est plus qu'un cadavre, c'est-à-dire une masse d'élémens hétérogènes, qui avaient été momentanément réunis et combinés d'une manière spéciale et qui maintenant vont se dissocier, débarrassés qu'ils sont de l'agent, qui les avait réunis, et rendus aux agens plus généraux qui tourmentent continuellement toute matière. Ici l'innervation seule vient de manquer à l'animal. Qu'une petite gouttelette de la bave d'un animal enragé soit mise en rapport avec des organes vivans chez certains animaux, une maladie pareille se développe ; dans l'un comme dans l'autre de ces cas, toutes les fois qu'on ne se mettra pas en rapport avec la matière qui a produit ces phénomènes, on *ne gagnera* pas la maladie ; mais cette matière une fois en contact avec les organes dans certaines conditions, la maladie *se gagne*, quel que soit le poison ; qu'il soit fabriqué de toutes pièces dans un laboratoire, qu'il soit produit par l'animal qui y a succombé le premier, c'est toujours la même chose. Le poison est plus ou moins volatil, mais c'est toujours un poison, qui attaque seulement l'innervation de l'individu avec lequel il est en rapport et altère ses fonctions de la manière qui lui est propre.

Dans ces sortes de cas, il y a toujours action d'un poison, c'est-à-dire d'un corps étranger qui a la propriété de modifier dans tel ou tel sens, suivant sa nature, les fonctions du sujet de l'expérience ; c'est là l'histoire de tous les empoisonnemens, de toutes les maladies contagieuses, puisque la contagion ne peut jamais être que ce que l'acide hydrocyanique, le virus de la rage ou de la syphilis représentent matériellement sous les espèces, comme on le dit, de certaines quantités d'hydrogène, d'oxigène, de carbone et d'azote. Ces espèces d'empoisonnemens sont extrêmement différens des empoisonnemens qui ont lieu par d'autres sortes de poisons ; ceux dont nous parlons agissent non pas sur les organes, non pas sur les matières en contact avec les organes ; mais sur l'innervation. Les autres poisons, au contraire, agissent sur les organes ; ainsi dans l'empoisonnement par l'acide sulfurique, les organes sont matériellement attaqués, et on meurt par l'action immédiate du poison, qui agit sur l'organe, et par l'organe sur l'innervation ; ou ils agissent en empoisonnant les matières en rapport avec les organes, en se mêlant avec elles, et les modifiant. Alors encore le poison n'est poison que médiatement, il ne tue et n'agit sur l'innervation que parce que, *mêlé avec les matériaux des fonctions*, le sang altère les organes ou change la nature de ces matériaux eux-mêmes et les convertit en poison. Dans tous ces cas, ce n'est jamais que l'agent impondérable, individuel, qui est attaqué, et quelle que soit l'espèce d'altération imprimée aux fonctions, il n'y a jamais qu'empoisonnement individuel. La contagion dans les maladies, n'est rien que ce poison, ayant troublé l'innervation d'un sujet, et troublé d'une telle sorte que ce sujet lui-même devient à son tour *une fabrique nouvelle* du même poison, qui émane de lui et va atteindre d'autres individus.

Telles sont donc les altérations de l'agent impondérable, particulier aux animaux et qui les fait vivre ; mais lorsqu'une maladie, c'est-à-dire une altération particulière des fonctions, sévit à la fois sur un très grand nombre d'individus, il faut manifestement, si on ne veut pas supposer une altération des agens impondérables du monde extérieur, il faut, dis-je, de deux choses l'une : ou bien que les sujets soient tous (la forme , la marche de la maladie étant à peu près constantes) soumis aux mêmes causes extérieures matérielles, ou bien que la maladie soit ce qu'on nomme contagieuse, on sait à présent comment, *dans cet article*, j'entends le mot contagion. Or le premier cas se trouve par exemple dans les fièvres intermittentes produites sous l'influence marécageuse. Tous les individus recevant le même poison, ont la même espèce d'altération de l'innervation individuelle , et ici la cause pour nous est matérielle, saisissable aussi bien que de l'acide hydrocyanique. Voilà le premier cas; pour le second, il faut, avons-nous dit, que la maladie soit contagieuse, c'est-à-dire, comme nous l'avons expliqué, que chaque sujet devienne à son tour *une fabrique*, qu'on me pardonne le mot, du même poison. Mais alors qu'arrive-t-il, si le poison peut voyager ; avec les vents? que la maladie contagieuse se développera toujours dans le sens des courans d'air ; avec les eaux? des courans d'eau , enfin de tous les courans qui peuvent le transporter. Mais il arrive en même temps aussi que plus on s'approche de la fabrique du poison, de quelque espèce qu'il soit, plus on s'enferme avec, plus on se met en contact, plus long-temps on se tient à portée du sujet qui le produit, plus on a de chances pour être empoisonné. C'est, en effet, ce qui arrive dans toutes les maladies éminemment contagieuses. En est-il ainsi dans le choléra?

Le choléra épidémique est épidémique , c'est-à-dire il attaque à la fois un très-grand nombre d'individus ; or, ces individus sont-ils tous soumis aux mêmes causes ? Le froid, le chaud, l'humide, le sec, enfin tous les agens extérieurs sont-ils les mêmes pour tous, dans la presqu'île de l'Inde, la Nouvelle-Hollande, la Perse, la Russie, l'Angleterre et la France ? Evidemment non. Donc l'essence du choléra n'est pas d'être une espèce de poison saisissable que tous ces sujets prennent et dont ils deviennent malades. Après cela, pour supposer que le choléra est dans le cas des maladies contagieuses, il faudrait pouvoir lui appliquer ce qui a été dit tout à l'heure à propos de la production de ces poisons par les individus ; or, le choléra se montre tout-à-fait contraire à cette supposition ; donc le choléra n'est pas une maladie contagieuse, donc il n'est pas une maladie de *l'agent impondérable individuel*, donc il est une altération de quelque agent impondérable existant dans le monde extérieur.

On objectera sans doute que certains sujets y échappent ; on objectera que certaines causes y prédisposent les individus. N'avons-nous pas *notre agent particulier qui résiste plus ou moins aux agens universels*, et cet agent particulier n'est-il pas modifié, n'est-il pas plus ou moins puissant suivant la manière dont nous vivons ?

A moins de contagion, il est donc impossible que la cause générale essentielle du choléra épidémique, et je dis la même chose pour toutes les espèces d'épidémies qui ne sont pas causées par un poison local, il est impossible, dis-je, que cette cause essentielle ne soit pas *l'altération de quelque agent universel impondérable*, ou la production d'un agent nouveau à l'action duquel nous ne sommes pas habitués. C'est à l'une de ces deux conjectures que nous sommes forcés de nous arrêter.

DE LA PROPAGATION DU CHOLÉRA ÉPIDÉMIQUE.

Ici nous rentrons dans l'étude des faits ; nous quittons absolument les hypothèses ; aussi ne sera-t-il question dans ce chapitre, où je me propose d'examiner comment il se fait que cette maladie, remarquée pour la première fois dans l'Inde et arrivée jusqu'à nous, se soit ainsi développée. Mettons donc de côté ce que j'ai dit sur *l'essence de la cause générale du choléra*, et examinons par les faits seuls, comment il se propage.

Je ne trouve ni parmi les causes locales ni parmi les causes morales, ni même dans les habitudes plus ou moins fâcheuses du peuple polonais, rien qui puisse expliquer l'apparition et le développement en Pologne de cette maladie singulière et tout-à-fait insolite. Que si l'on veut la rapporter aux causes locales, il faut en même temps admettre que c'est pour cette année seulement que la misère, la malpropreté, la mauvaise nourriture, les grands rassemblemens d'hommes, la guerre avec toutes ses conséquences, ont un aussi fâcheux résultat ; et que les mêmes causes, depuis si long-temps agissantes partout où il y a des hommes, n'ont pu qu'au moyen d'une exception pour cette année, produire leur effet. Nous voici donc forcés de reconnaître leur insuffisance ; et dans l'impuissance où nous nous trouvons d'expliquer, par elles ou par d'autres causes appréciables, l'existence et la marche du choléra, nous nous trouvons réduits à supposer une cause spéciale, insaisissable à nos sens et à tous nos moyens d'investigation, mais rigoureusement démontrée par des effets nombreux et constans. Cette cause du choléra n'est ni plus ni moins connue que celle de l'épidémie qui attaqua tant de malheureux, au sein même de Paris, en 1829; que celle de l'épidémie qui vient de régner tout récemment ici, et presque en même temps à Berlin, sous le nom de *grippe;* que celle des angines couenneuses qui se multiplient de temps en temps d'une manière effrayante parmi certaines populations plus ou moins étendues.

Il serait facile d'ajouter ici des exemples nombreux de ces épidémies dont la cause est encore pour nous un mystère, et dont les effets n'en sont pas moins reconnus; mais tout ce que nous voulons faire remarquer ici, c'est que l'ignorance, que nous avouons, ne nous empêche pas de rechercher comment cette cause, quelle qu'elle soit, propage son influence. Nous avons toujours raison de nous demander quelle marche suit l'épidémie. Reste-t-elle enfermée dans ses premières limites? S'étend-elle au-delà? Va-t-elle d'un sujet à un autre sujet voisin? Laisse-t-elle des sujets intermédiaires sans les toucher? S'imprègne-t-elle dans des tissus, des corps inertes? Y a-t-il contagion? infection? épidémie toute simple?

Entendons-nous d'abord tout-à-fait sur la valeur des derniers mots que nous venons d'employer. La plupart des discussions qui ont eu lieu sur ce sujet seraient facilement expliquées par le sens différent que chacun leur attribuait. Il y a contagion toutes les fois qu'un sujet, auparavant sain, se mettant en rapport immédiat et dans certaines conditions, avec un malade ou des effets quelconques, vêtemens, marchandises, etc., souillés des émanations du malade, gagne une maladie toute pareille. Ainsi, l'expérience de tous les jours démontre que la syphilis, la variole, la rage sont des maladies contagieuses, susceptibles de se transmettre d'un individu à l'autre de la manière que je viens d'indiquer ; mais il faut remarquer d'abord que, si un seul fait de contagion doit renverser tous les faits négatifs qu'on lui pourrait opposer, comme il s'en trouve, même pour les maladies les plus éminemment contagieuses, il est, en revanche, plus difficile de prouver qu'un fait est un fait de contagion ; il faudrait, pour ainsi dire, que l'on vît, comme dans les maladies dont nous venons de parler, passer du sujet malade au sujet sain la matière qui transporte avec soi la contagion. A défaut de cette preuve matérielle, il faudrait au moins 1° constater que le sujet, en apparence bien portant, en qui la maladie se développe après un contact impur, ne portait pas en lui le germe ; 2° prouver qu'il n'a pas été un seul instant soumis à l'influence de la cause épidémique spéciale, indispensable, dont j'ai parlé. Or, la première de ces conditions est impossible à remplir ; la deuxième moins difficile à rencontrer, ne se trouve cependant jamais parmi ceux qui vivent au sein des grandes épidémies. Ce serait donc un grand défaut de logique que de dire : Tel sujet, *vivant au sein de l'épidémie*, s'est approché tel jour d'un malade, et le lendemain l'épidémie l'avait emporté ; donc il y a eu contagion : comme si un fait de ce genre ne pouvait pas se rencontrer pour une indigestion ou toute autre maladie aussi peu contagieuse. Dans l'incertitude où cette remarque nous laisse sur la plupart des cas dits de contagion, nous devons avoir recours, s'il est possible, à d'autres moyens. Par exemple, si, un pays étant complètement isolé, un ou plusieurs sujets venant du lieu où existe l'épidémie, les personnes qui se sont trouvées en premier lieu et le plus fréquemment avec eux étaient frappées presque immédiatement de la maladie, et que ces exemples fussent multipliés ; s'il arrivait plusieurs fois que des masses d'hommes, entre lesquels se trouvaient des malades, développassent à leur passage les germes de l'épidémie dans les lieux jusque-là épargnés ; si des vaisseaux en déposaient le germe sur les rivages où ils abordent ; si, surtout, en se gardant du contact des malades ou des objets contaminés par eux, on était préservé sûrement de la maladie ; enfin, si ceux-là surtout en étaient frappés, qui sont le plus souvent et le plus long-temps avec les malades et surtout les malades rassemblés en grand nombre ; alors on pourrait ajouter à la contagion d'autant plus de foi que ces exemples seraient plus multipliés, et, à force d'observations de ce genre, arriver à une vraisemblance telle, qu'elle équivaudrait presque à la certitude.

C'est d'après ces données que l'on doit diriger ses recherches, en ayant toujours soin d'examiner avec une raison sévère et impartiale ce qui vous est rapporté, non moins que ce que vous avez sous les yeux.

Voici, à cet égard, comme je crus devoir procéder. Arrivé en Pologne sans opinion sur ce point, je me bornai, pendant mon séjour dans ce pays, à recueillir des faits, mais des faits dont je fusse sûr. Je les examinais sans système, et je les inscrivais sans en rien conclure, après les avoir vérifiés. J'avoue d'abord que, si j'avais cru toujours les premiers rapports qui m'étaient faits, j'aurais presque partout à citer vaguement et sans pouvoir le désigner par son nom, un homme ou une femme venant d'un pays infecté et apportant la maladie ; mais, presque toujours, en remontant à la source de ces bruits, je les ai trouvés sans fondement. Tantôt le fait était controuvé, d'autres fois contredit par un fait contraire, et quelquefois, enfin, les circonstances en étaient tellement altérées, que, réduit à sa juste valeur, il perdait toute son autorité. Pour parer, par conséquent, à ces inconvéniens, j'ai cru nécessaire, non pas de m'en rapporter aux pièces officielles, si souvent erronées et quelquefois mensongères, non pas aux assurances populaires dans le pays; mais aux faits tels qu'ils se sont passés sous mes yeux. Ce n'est pas que je refuse toute croyance aux certificats donnés et rapportés par des hommes honorables; je crains seulement les opinions des hommes incompétens, affirmant de leur signature les faits qu'on leur a rapportés, et donnant quelquefois, par cela même, toute l'autorité de leur nom à un récit dont ils ne peuvent pas connaître par eux-mêmes. J'aime donc beaucoup mieux insister sur ce que j'ai vu par moi-même, parce que j'en puis répondre, que sur ce qu'on m'a raconté, quoique je ne refuse pas de tout examiner.

Pour y mettre de l'ordre, je me propose d'examiner successivement 1° si la maladie s'est propagée d'individu à individu; 2° si on a pu la développer par inoculation; 3° si des sujets en contact immédiat avec des objets contaminés, en ont été atteints; 4° si elle a sévi davantage sur ceux qui étaient le plus en rapport avec les malades; 5° si elle s'est montrée dans des pays jusque-là non attaqués, immédiatement après l'arrivée de masses d'hommes qui en étaient infectés; 6° si elle a été apportée par des navires; 7° enfin, si les mesures sanitaires prises pour arrêter son extension, et toujours dans le sens de la contagion, ont arrêté ou du moins ralenti sa marche.

1º. *La maladie s'est-elle propagée d'individu à individu?*

Tous les membres de la Commission de Pologne réunis n'avaient pas un seul fait de ce genre bien constaté, et surtout dépouillé des autres circonstances dont nous avons parlé. Presque tous les faits de cette nature se réduisent à dire que dans telle ou telle famille, telle ou telle maison, plusieurs individus ont été successivement frappés. On conçoit qu'il est impossible de rien conclure sur une semblable remarque. Il n'est pas plus étonnant, pendant une épidémie, de voir plusieurs individus de la même famille frappés, qu'il ne serait étonnant de voir la maladie atteindre le même nombre d'individus beaucoup plus éloignés l'un de l'autre ; cela prouve tout simplement qu'ils vivaient tous sous l'influence de la cause épidémique, et sans doute aussi sous l'influence des mêmes causes locales qui ont pu déterminer en eux l'éruption de la même maladie. Cette manière de voir sera d'autant plus probable, que la remarque souffrira un plus grand nombre d'exceptions : or, pour le choléra les exceptions sont innombrables en comparaison du très petit nombre de remarques de ce genre que l'on possède.

Par exemple le capitaine prussien, qui commandait à la quarantaine de Strzalkowo, m'a rapporté un fait extraordinaire que voici : *Un major de ses amis, homme loyal et de bonne foi* qui commandait dans un village à un mille et demi de là, *lui avait rapporté* qu'il avait été témoin *de la mort* de deux individus. Une femme était depuis *dix jours* en quarantaine dans ce village ; elle trouva un moment une des portes du Lazaret ouverte, et en profita pour sortir. Le factionnaire lui cria d'arrêter, où qu'il allait faire feu sur elle, et cette femme, au lieu de s'arrêter, continua de s'avancer vers le factionnaire, qui lâche son coup de fusil, comme elle était à peu près à dix pas de lui : la femme tombe. Le factionnaire, craignant de l'avoir tuée, laisse échapper son fusil, et, emporté par un mouvement de compassion, court à sa victime et la relève. Cette femme n'avait point été atteinte par la balle ; la frayeur seule l'avait fait évanouir ; *deux heures après elle était morte du choléra ainsi que le soldat qui l'avait touchée* seulement en la relevant. Cet exemple avait paru, aux deux officiers, une preuve sans réplique de contagion ; il mérite d'être examiné. 1º Le fait n'avait été que raconté au capitaine qui me l'a dit ; 2º cet officier contagioniste, très effrayé, et qui ne me touchait, avant que j'eusse fait la quarantaine, qu'avec des pincettes, ne put pas me dire sur quoi était fondée l'opinion que les deux sujets étaient morts du choléra ; 3º la femme était depuis *dix jours* en quarantaine, jusque-là elle avait été bien portante ; il faudrait donc supposer que le principe contagieux propre au choléra se conserve sur un sujet pendant ce long espace de temps, même malgré les fumigations qu'on fait subir à ses vêtemens, malgré les bains et toutes les précautions des lazarets ; 4º le soldat devait ensuite se trouver singulièrement prédisposé au choléra pour le *contracter si promptement* et d'une *manière si violente* par un *simple contact* en *plein air* avec *les vêtemens d'une femme jusque-là innocens pour ceux qui vivaient avec elle dans le lazaret* ; 5º enfin, des officiers sont-ils aptes à prononcer sur *une question médidicale ?* à juger si les deux personnes sont bien mortes du choléra ? Je ne parle pas des médecins de ces quarantaines qui n'avaient pas sur ces maladies les notions même les plus superficielles. Qu'on réfléchisse à la quantité de preuves de contagion que nous aurions dû accumuler si le choléra était contagieux à un aussi haut degré ; qu'on pense combien de médecins, d'infirmiers auraient dû succomber ; qu'on réfléchisse surtout à l'impression excessivement vive qui a dû être produite sur cette femme au moment où elle a vu le soldat tirer sur elle, et à celle *qu'a dû éprouver le soldat quand il s'est laissé emporter par la compassion jusqu'au point de toucher une femme depuis dix jours en quarantaine, depuis dix jours par conséquent visitée tous les jours par un médecin, qui ensuite allait exercer son art dans tous les environs sans y propager le choléra.* Alors cet exemple si prodigieux de contagion, *en supposant même qu'il soit vrai dans tous ses détails*, ce qu'il m'a été impossible de vérifier, se trouvera réduit à sa juste valeur. Je n'ai pas voulu le taire, parce que dans une matière si importante, à quelque opinion qu'on soit arrivé, il n'est pas permis de taire un fait contraire qui pourrait paraître concluant.

2°. *Les essais d'inoculation qui ont été tentés, prouvent-ils en faveur de la contagion du choléra?*

Pour dire nettement ce que je pense, les expériences de ce genre qui ont été faites, lors même qu'elles auraient réussi, c'est-à-dire, lors même qu'après, les expérimentateurs auraient été pris de choléra, prouveraient bien peu en faveur de la contagion, puisque ceux qui se livraient à ces expériences, les membres même de la Commission qui les ont tentées, vivaient au sein de l'épidémie ; ils pouvaient par conséquent, comme tous les sujets qui n'avaient pas fait d'expériences semblables, se trouver le lendemain frappés du mal sans que l'inoculation y eut contribué. Eh ! bien, ce fait sur lequel on pourrait contester, n'est pas même arrivé ! Jamais on n'a pu à l'aide d'inoculation faire développer la maladie. Sans examiner si le choléra est de nature telle, qu'il soit impossible de l'inoculer, puisqu'il ne fournit rien d'analogue au pus de la syphilis, de la variole, au virus de la rage, et me bornant à rapporter les faits, je dirai qu'un très grand nombre de médecins se sont piqués en différens endroits avec des lancettes trempées exprès dans le sang de cholériques encore vivans, que des inoculations de ce genre ont eu lieu très souvent involontairement en pratiquant aux malades la phlébotomie ou l'artériotomie, ou bien en ouvrant des cadavres encore tout chauds, et se piquant à diverses reprises avec un instrument tout couvert des matières intestinales, de bile, de sang ; que des médecins ont goûté la matière rendue par les malades, les matières qui se trouvaient dans l'estomac, dans l'intestin, et dans la vésicule biliaire des cadavres ; que j'ai vu ces expériences que j'ai faites moi-même pour la plupart et plusieurs fois, et qu'en aucun cas elles n'ont été suivies d'accidens cholériques. Toutes ces manières si diverses d'inoculation ont été absolument sans résultat.

3°. *Le contact des objets infectés a-t-il communiqué la maladie ?*

Il serait facile de trouver des exemples de maladies développées après un contact plus ou moins long, plus ou moins immédiat avec des objets souillés par les émanations des malades, si l'on acceptait sans examen tous les faits de ce genre ; ainsi à Kolo, le choléra passait pour avoir été importé par des objets appartenant aux Russes ; mais presque toujours il était impossible de remonter sûrement à la source de ces bruits. *C'était des on dit et et rien de plus.* Si l'on réfléchit qu'en Pologne il ne fut jamais pris aucune mesure pour empêcher les communications et les transports de marchandises, on ne sera pas étonné de pouvoir rencontrer partout des faits de cette espèce ; si l'on ajoute à cette circonstance que presque nulle part, on n'a su en Pologne d'une manière certaine la date de l'invasion de la maladie dans tel ou tel endroit, ainsi que plusieurs membres du comité central nous l'ont souvent répété. Combien de chirurgiens se couchèrent auprès des matières excrétées par les cholériques, et même sur les matières, sans que la maladie les atteignît. Ces exemples, répétés si souvent sous nos yeux, m'autorisent à conclure que, d'après ce que nous avons vu, le choléra ne se transmet pas de cette manière.

4°. *Gagne-t-on le choléra au milieu des grands établissemens sanitaires des hôpitaux ou des salles consacrées au traitement de ces malades?*

Le propre des maladies éminemment contagieuses serait de se multiplier surtout au sein des grands établissemens sanitaires consacrés au traitement des malades qui en seraient affectés ; c'est ce que le choléra ne nous a présenté nulle part en Pologne. C'était un fait déjà bien constaté avant notre arrivée, et les médecins les plus éclairés de Varsovie, le docteur Brandt, vice-président du Comité général, le docteur Kœhler, médecin de l'Hôpital juif, le docteur Lebrun, médecin de l'Hôpital de l'Enfant-Jésus, le docteur Wolf, de l'Hôpital de la Garde, chargé du service des cholériques, le professeur Jankoski, médecin de l'Hôpital Sapieha, nous rapportèrent qu'on pouvait, sans nuire aux autres malades , coucher au milieu d'eux un ou plusieurs cholériques; qu'on pouvait impunément encore coucher d'autres malades dans les salles consacrées au traitement des cholériques. L'expérience leur avait démontré à cet égard que la marche des maladies, quelles qu'elles fussent, n'en était aucunement modifiée ; ce que nous avons vu depuis, s'accorde parfaitement avec les expériences faites par ces médecins. Nous n'avons jamais vu le choléra s'étendre au milieu d'une salle de cholériques sur des malades d'une autre nature qui y avaient été placés par mégarde ; et un ou plusieurs cholériques , couchés dans des salles de malades ordinaires , ne changeaient en rien les symptômes, la marche , la nature des maladies placées dans leur voisinage.

Dans les ambulances provisoires de l'armée, quelle que fût la nature de la maladie , les soldats étaient placés pêle-mêle sur la même paille et sans aucun résultat fâcheux. A en juger par ce que nous avons vu relativement aux médecins et aux infirmiers, on peut, sans aucune espèce de danger nouveau, vivre impunément dans les salles de cholériques. En preuve nous pourrions citer le fait bien remarquable, qu'aucun des nombreux médecins français allés en Pologne, soit comme membre des Commissions envoyées par le gouvernement, soit dans la louable intention de secourir d'une manière plus active et plus efficace les Polonais malades ou blessés, ne fut atteint du choléra. Généralement, on n'a pu citer qu'un bien petit nombre de médecins qui aient été pris de cette maladie.

Il y a plus ; à l'hôpital de la Garde, suivi par moi avec soin, sur trente et quelques infirmiers consacrés au service des deux salles de cholériques, obligés de vivre sans cesse au milieu des malades , de se mettre sans cesse en contact avec eux et avec toutes leurs émanations, couchant parmi ces nombreux malades, aucun, pendant tout le cours de l'épidémie, n'en fut atteint. Ces exemples, si nombreux, si frappans, me paraissent bien suffisans pour conclure que la contagion ne s'exerce pas encore de cette manière.

5°. *Des masses d'hommes transportent-elles avec elles la maladie ?*

Cette partie de notre sujet est, sans contredit, le point de la question qui nous présente le plus de difficulté. Ici se présentent ces grandes questions qui ont été si souvent agitées à propos de l'importation ou de la non-importation du choléra en Pologne par les Russes, de la marche du choléra le long des grandes routes et des grands cours d'eau. Nous avons en faveur de cette sorte de transport de la maladie des preuves qu'il n'est pas permis de négliger ; mais, quelque respectables que soient les autorités qui ont bien voulu nous donner des documens pour nous aider dans nos recherches ; quelque frappans que paraissent au premier abord les faits que je pourrai citer, je crois qu'il importe de les discuter ; c'est la seule manière d'attribuer à chacun d'eux toute sa valeur, mais rien que sa valeur. D'après les certificats qui nous ont été donnés par le généralissime Schrinecki, dont on ne connaît en France que la valeur comme militaire, et dont nous avons pu apprécier de près l'intégrité et le savoir ; d'après un autre certificat qui nous a été donné par le général Zalucki, chef d'état-major à la 2me division de l'armée, la première qui ait eu des cholériques ; d'après le certificat du docteur Kachkoski, médecin en chef de l'armée; enfin, d'après le témoignage du comte Michelski, colonel du premier régiment dans lequel des cholériques aient été observés, l'armée polonaise n'avait pas un seul cholérique, la veille du combat d'Yganié, qui eut lieu le 10 avril : le lendemain le choléra s'était déclaré dans plusieurs régimens, qui avaient été pendant le combat en contact avec l'armée russe. Les prisonniers russes furent amenés à Praga, près de Varsovie, où ils campèrent et furent tenus dans l'isolement. Je tiens du comte Michelski, dont le régiment fut le premier atteint par la maladie, et qui néanmoins fournit l'escorte destinée à accompagner à Varsovie les prisonniers russes, qu'aucun des soldats de l'escorte ne fut frappé du choléra. Ces 4,000 prisonniers russes, campés à Praga, furent plusieurs fois visités, au nom du Comité de santé, par des membres de ce Comité, et n'offrirent pas un seul cholérique, d'après les rapports transmis au Comité. D'autre part, il faut noter que c'est à ce combat d'Yganié que parut pour la première fois le corps du comte Pahlen II, qui venait des parties méridionales de l'empire russe et sortait de la guerre de Turquie. Nous ne devons pas oublier que, d'après le témoignage du docteur Delacoux, l'un des médecins qui furent attachés à la malheureuse expédition de Lithuanie, qui recueillit avec soin sur ce sujet tous les renseignemens possibles, et dont nous avons connu personnellement le zèle et la sincérité, ce corps avait passé ses quartiers d'hiver à Wyszkow, à Drohiczyn, où il avait laissé, jusqu'au 24 juillet, une garnison de 1,100 hommes; à Orla, à Bocki et à Ciechonowiece sans que le choléra se fût manifesté dans aucun de ces lieux qui auraient dû évidemment en être infectés avant l'armée polonaise. Ce fait résulte du témoignage des habitans, plus, pour Drohiczyn, de la visite faite par M. Delacoux à l'hôpital, qui ne contenait alors (au 24 juillet) que 7 hommes affectés de maladies diverses, et pas un cholérique.

Nous ne devons pas omettre, d'un autre côté, que, d'après les rapports transmis au Comité de santé, le choléra aurait été observé dans Varsovie dès le 2, le 3, et surtout le 5 avril. Voilà donc les faits tels qu'ils nous ont été rapportés par des hommes auxquels personne ne peut refuser son estime, placés dans une condition telle, qu'ils étaient forcés de prendre des informations exactes et qui nous garantissent, *d'une part, qu'avant le combat d'Yganié, au 10 avril, le choléra n'existait pas dans l'armée; d'autre part, qu'il avait été vu dans Varsovie, dès les premiers jours d'avril; que parmi les 4,000 prisonniers Russes et les soldats qui les escortèrent jusqu'à Varsovie, aucun ne fut frappé du choléra; enfin, que le corps du comte Palhen II, pendant tout l'hiver, ne l'avait pas répandu dans les endroits où il s'était établi en cantonnement.* Qu'est-il possible de conclure de ces assertions? La première porterait à penser que le contact de l'armée avec le corps du comte Pahlen II a été la cause du développement du choléra; la deuxième tendrait à détruire non pas le fait de la production du choléra dans l'armée polonaise après le combat d'Yganié, mais l'introduction en Pologne du choléra par les masses russes; la troisième tendrait à faire croire que l'épidémie existait à Varsovie plusieurs jours avant de s'être montrée à l'armée.

Remarquons que si on admet l'existence du choléra à Varsovie dès les premiers jours d'avril, on reconnaît en même temps que déjà l'épidémie avait commencé pour la Pologne sans l'influence des masses russes, et, par conséquent, au premier jour devait se faire sentir dans l'armée, qu'elle fût ou non en contact avec les Russes. Dans cette hypothèse, le combat d'Yganié ne serait que la cause occasionelle du développement de la maladie au sein des régimens polonais ; d'autant plus que le corps du comte Palhen II ne l'avait pas propagée dans ses cantonnemens. Alors, les certificats dont je viens de parler resteraient toujours dignes de foi et conserveraient toute nôtre confiance en ce qui concerne la situation de l'armée ; mais on n'en tirerait plus les mêmes conséquences ; ou, pour mieux dire, une grande incertitude serait jetée sur les conséquences qu'on en pourrait tirer. Voyons si d'autres faits éclairciront mieux la question.

On a dit à plusieurs d'entre nous, à Plock et dans quelques autres endroits, que le choléra ne s'y était développé qu'immédiatement après l'arrivée de corps russes ou polonais. Le même docteur Delacoux, que j'ai déjà cité tout à l'heure, a vu le 17 juillet à Tourskow, où la légion lithuanienne passa la nuit, un homme du village, habitant une maison vis-à-vis celle qu'occupait l'état-major, pris dans la soirée presque subitement du choléra ; et l'épidémie, suivant le témoignage des habitans, n'avait pas encore paru dans cette localité. A Wyszkow, le choléra ne s'était point manifesté tant que les Russes occupèrent le pays ; il ne s'y déclara qu'au moment où les Polonais en furent maîtres. Le 29 juillet à Orla, jusque-là exempte de maladie, une femme fut prise du choléra une heure après que les soldats eurent pénétré dans son domicile ; mais le même docteur fait remarquer que la légion eut à Rora, où elle resta deux jours, deux cholériques, un soldat et un officier, et qu'il n'y en eut point parmi les habitans du village ; qu'à Wyszkow, avant l'arrivée de la légion lithuanienne, la moitié des habitans avaient déjà succombé au choléra ; enfin il ne parle de la diffusion de cette maladie ni parmi les habitans de Drohiczyn, ni parmi ceux de Bocki, ni parmi ceux de Ciechonowiece. Ainsi qu'on le voit, nous n'avons ici que deux faits en faveur du transport par les masses, tandis que nous trouvons des faits négatifs nombreux, et nous nous bornerons, à ce sujet, à faire cette observation si simple que rien, même dans les faits positifs, ne prouve que l'invasion du choléra soit due à la présence des Polonais plus qu'à toute autre cause. Il y a entre ces deux faits coïncidence remarquable ; mais comment prouverait-on qu'il y a un rapport de cause à effet, quand cette conclusion serait contredite par tant de faits négatifs. Quant au fait de Plock, il peut être vrai, quoique nous ayons à cet égard à peine une donnée positive ; mais reste à juger l'explication qu'on en donne ; n'oublions pas que les époques auxquelles ces faits se rapportent, se trouvent presque toutes vers la fin, ou tout au moins après une assez longue durée de l'épidémie et se rapportent au temps où celle-ci était déjà répandue dans toute la Pologne. Alors presque partout le choléra avait exercé ses ravages, et il n'existait pas moins dans les villes où il n'était passé ni masses russes, ni masses polonaises, que dans celles que les masses avaient traversées. Je pourrais citer à cet égard nombre d'endroits où le choléra s'était étendu sans la présence d'aucun corps armé, et je ne vois pas que les villes occupées par les Russes, puis peu de jours après par le choléra, soient autorisées à rejeter sur une sorte de germe voyageant avec les masses armées, le développement d'une maladie qui éclate en mille autres

lieux, sans la présence de ces masses armées, comme
si, pour des lieux situés au milieu de l'épidémie, la
présence de ces masses n'apportait pas mille causes
occasionnelles capables de développer l'épidémie dans
les lieux où elle ne s'était pas encore montrée. Si ces
masses y ont été pour quelque chose, ce n'est pas par
une espèce de germe qu'elles transporteraient avec
elles ; mais bien plutôt par les émotions, les passions
de tout genre, les privations que leur présence impo-
sait aux habitans ; il faudrait d'ailleurs admettre que
partout où allaient les masses, le choléra devait se développer ; or, combien de fois les armées ont-elles
en Pologne marché en différens sens, sans porter avec
elles le choléra, quoique dans les régimens même des
soldats fussent frappés de l'épidémie. Eh ! n'a-t-on pas
dans toute la Prusse, dans une très-grande partie de la
Pologne, dans la Hongrie, la preuve que le choléra
peut s'étendre sans cette espèce de transport. En résumé, 1° ces assertions ne sont pas positivement consta-
tées ; 2° en admettant la réalité du fait, on n'est pas
conduit nécessairement à attribuer aux masses la propriété de porter avec elles une espèce de germe de
la maladie, puisque, d'une part, leur présence ne la
produit pas toujours, et, d'autre part, il faudrait rechercher d'autres causes que nous avons jusqu'à présent
trouvé insuffisantes pour expliquer l'apparition du
choléra dans le plus grand nombre des lieux. On insis-
tera sans doute sur cette remarque faite par MM. Del-
mas et Dubled sur deux corps de l'armée polonaise à
Bolimowf, que l'un de ces corps campé dans un petit
bois ne présentait que des fièvres intermittentes : les
Russes n'avaient pas campé dans ce bois ; l'autre,
campé dans un lieu où les Russes avaient séjourné,

était atteint, non plus de fièvres intermittentes, mais de choléra ; c'est là sans doute un fait bien remarquable, mais pour qu'il devînt probant, il faudrait qu'il ne fût pas unique, il faudrait démontrer que la présence seule des Russes dans le second petit bois rendait raison de l'exception malheureuse dans laquelle se trouvait le corps d'armée, il faudrait démontrer pourquoi dans les villes, sans raison appréciable, quelques quartiers, quelques maisons ont été épargnés ; pourquoi dans la division campée à Praga, deux des régimens avaient seuls le triste privilége de fournir des cholériques, tandis que les autres régimens de la même division, campés au même lieu, n'en avaient pas ; pourquoi dans l'excursion que fit cette division sur la rive droite de la Vistule, sans qu'elle eût jamais campé dans les lieux où les Russes avaient séjourné, elle présentait un nombre toujours croissant de cholériques jusqu'au moment où elle rentra au camp de Mokotoff, avec cette circonstance que certains régimens fournissaient presque tous les cholériques, tandis que les autres en étaient exempts, fait constaté par moi qui suivais alors cette division. Enfin, dans l'hypothèse où l'on attribuerait au campement de certains régimens sur le champ de bataille d'Yganié l'apparition du choléra dans l'armée polonaise, il faudrait expliquer pourquoi d'autres régimens placés à quelque distance de là et qui n'avaient pris aucune part à l'action, furent frappés de choléra d'après le rapport envoyé au comité général de santé. D'ailleurs si nous nous en rapportons au témoignage des médecins russes prisonniers que plusieurs d'entre nous ont eu occasion de voir, et au témoignage des médecins russes entrés à Varsovie après la prise de cette ville ; si nous nous en rapportons à ce qui a été vu sur le nombre des cholériques que fournissait alors l'armée russe, nous serons forcés d'admettre que cette armée avait beaucoup moins de cholériques que l'armée polonaise, et nous remarquerons que presque immédiatement après l'occupation de Varsovie et des environs par les Russes, le choléra cessa ses ravages dans les lieux mêmes qu'occupaient ces corps qu'on supposait propres à augmenter l'épidémie. D'après cet examen, un peu long peut-être, mais nécessaire, auquel nous venons de nous livrer, je me crois en droit de conclure : 1° qu'il n'est pas prouvé que les masses transportent avec elles l'épidémie ; 2° que les changemens de position dans lesquels se trouvent les habitans des lieux où ces masses se rendent, expliquent en partie l'apparition de la maladie, si les lieux où elle se montre sont au sein de l'épidémie et n'en ont pas encore été frappés ; 3° enfin que, d'après ce que nous avons vu, les autres causes que nous avons examinées jusqu'à présent nous ayant été démontrées inadmissibles, celle-ci, même en l'admettant, nous laisserait sans explication de cause pour la plupart des lieux où le choléra s'est développé ; nous obligerait par conséquent, par son insuffisance, à remonter à une cause plus générale, qui, une fois admise, rend le transport par les masses tout-à-fait inutile en principe, et peut matériellement servir à expliquer d'une manière plus satisfaisante les faits peu nombreux qui se rencontrent en faveur de la cause dont nous parlons et les faits excessivement nombreux qui militent contre elle. Elle n'est donc pas plus démontrée pour nous que les autres, et pour être conséquent, nous devons également la rejeter.

6°. *Le choléra est-il importé par des navires?*

La Pologne dans laquelle mon rôle d'observateur a été circonscrit rendait impossible pour moi l'étude de cet ordre de faits. Mais M. Dalmas, sorti plus tôt que moi de Varsovie, a su mettre à exécution un projet dont nous avions souvent parlé, celui de recueillir des renseignemens sur l'épidémie de Dantzick. Là surtout il avait été question de l'importation par un navire, du choléra, qui existait à Riga; les recherches exactes et minutieuses que notre collègue fit à ce sujet, le conduisirent à reconnaître, et démontrer authentiquement, que; contre l'opinion généralement reçue même à Dantzick, le choléra n'y avait point été introduit par le navire suspecté, puisque ce navire n'était arrivé à Dantzick, que huit jours après l'apparition de la maladie dans la ville. Je ne prétends pas conclure de ce fait à tous les autres; mais il est bien remarquable, qu'en faisant des recherches précisément en ce lieu où cette créance était le plus accréditée, on soit arrivé, en prenant des renseignemens positifs, à renverser complètement les fondemens de cette croyance. C'est un fâcheux préjugé contre les opinions émises ainsi *à priori* par des hommes qui n'ont pas été sur les lieux.

7°. *Les obstacles qu'on peut mettre à la marche du choléra, en prévenant les contacts, prouvent-ils en faveur de la contagion?*

Ces obstacles sont une sorte de preuve dont les partisans exclusifs de la contagion se sont trop souvent servis pour que nous n'en discutions pas la valeur. D'abord, relativement au choléra, un premier fait a dû frapper notre attention. Le choléra existait à Varsovie dans la première quinzaine d'avril; c'est un fait incontestable; le 4 juillet il était a Slupcé qui est sur l'extrême frontière de la Pologne, du côté de la Prusse, et dans cet intervalle, aucun obstacle n'était mis à sa marche; il était à Slupcé le 4 juillet, et le 1er ou le 2 septembre il avait paru à Berlin. En trois mois à peu près, il s'était avancé de Varsovie à Slupcé; en deux mois à peu près il avait parcouru la distance de Slupcé à Berlin, et ces deux distances sont presque égales; celle de Berlin à Slupcé est un peu plus longue; cependant de Slupcé à Berlin, la maladie avait à franchir de nombreux cordons sanitaires et quarantaines partout établis sur son passage. L'examen du fait est donc loin de se montrer favorable au système de la contagion; mais, dit-on, ces cordons sanitaires étaient mal faits, ces lazarets n'étaient pas tenus avec toute la rigueur désirable; et l'on cite en preuve des citadelles plus exactement isolées, qui ont pu se maintenir exemptes du choléra. Je ne nie pas les faits, mais je me permettrai de leur en opposer d'autres non moins remarquables; l'isolement de ces citadelles et leur exemption du choléra étant deux choses incontestables, on n'est pas en droit d'en conclure qu'il y ait entre ces deux faits une liaison de cause à effet, puisque je puis citer dans des villes, certains quartiers, certaines parties de la population, garantis sans aucune précaution d'isolement; des villages et des villes conservant avec les lieux infectés qui les environnent leurs rapports ordinaires, sans que la maladie vînt les attaquer; par exemple, au rapport du propriétaire des deux villages que je vais citer et qui a affirmé le fait à M. Allibert, Przetawice est un petit village situé à quatre milles de Cracovie, sur une hauteur et à un quart de mille de Niégardow, autre village de

1,000 habitans, bâti sur un terrain bas et humide. Le premier n'eut pas un seul cholérique ; douze cholériques sont morts en huit jours dans le second, et cependant les communications ordinaires ne furent pas un instant interrompues et les habitans de Przetawice continuè-rent d'aller deux fois la semaine à une messe com-mune qui se disait à Niégardow. Mais je puis donner encore un fait, plus remarquable et aussi authentique, rapporté également par M. Allibert qui l'a observé. Wieruszow est situé à l'extrême frontière de la Polo-gne sur la route de Breslau, à six milles de Kalish, à un mille et demi de Proska ; ce village est le passage pour se rendre des différentes parties de la Pologne à la quarantaine de Podzamzé ; on séjournait quel-quefois même jusqu'à quinze jours à Wieruszow, faute de place dans le lazaret. Vers le milieu d'août il venait chaque jour de Kalish, qui était alors en proie à l'é-pidémie, plusieurs personnes qui séjournaient à Wie-ruszow ; il en venait également de Proska où le choléra exerçait aussi ses ravages ; des communications conti-nuelles avaient lieu entre Wieruszow et ses environs presque partout infectés par le choléra; et au milieu de septembre il n'y avait encore à Wieruszow aucun cho-lérique. Cette exception remarquable est bien aussi frappante que celle des citadelles isolées.

Enfin je terminerai ici par ce fait que j'ai vu moi-même : quand le choléra marcha de Berlin et de Potzdam vers l'Elbe, malgré les communications non interrompues entre ces deux villes et Magdebourg, les lieux intermédiai-res étaient encore complètement exempts du choléra, lors même qu'il se trouva aux deux points extrêmes que je viens de citer. Cependant aucune précaution n'avait été prise ni à Brandebourg qui était sur cette route, ni dans les autres localités intermédiaires ; chose remarquable, une seule quarantaine existait, elle était située à un mille et demi en avant de Magdebourg, et comme pour se jouer de ces précautions, le choléra, ménageant les lieux où aucune précaution n'était prise, se montre justement presque immédiatement derrière la seule barrière qu'on ait tenté de lui opposer.

Tous ces faits conduisent naturellement à des conclusions si évidentes, que je crois inutile de les formuler. Le choléra morbus n'est pas contagieux. Il ne dépend pas non plus d'infections locales, puisqu'il voyage même contre les courans d'air. Il va où il n'est pas, suivant les grandes routes et les fleuves, parce que là sont les grandes villes. Il ne marche pas, mais il saute brusquement d'un lieu à l'autre, ménageant quelquefois tous les intermédiaires, d'autres fois au contraire frappant des contrées étendues sans ménager les places les mieux isolées.

CONSEILS A DONNER A L'AUTORITÉ, AUX GENS DU MONDE ET AUX MÉDECINS.

Enfin j'ai terminé mon rôle d'observateur et d'historien. Pour les esprits exacts, j'ai rapporté les faits comme je les ai vus ; je m'en rapporte à eux pour les conséquences. Pour les esprits faux et superficiels, qui s'occupent moins des faits que des théories, qui veulent, non pas qu'on voie avec ses yeux, qu'on touche avec ses mains, mais au contraire qu'on prenne pour voir le prisme qu'ils ont devant les yeux, et qu'on ne touche qu'au travers de corps isolans, qui ne jugent un fait que par l'explication qu'on en donne ; j'ai donné une théorie, une théorie satisfaisante, riche d'applications, inattaquable par ceux qui n'attaquent des faits que par des raisonnemens, telle enfin que je la trouverais bonne moi-même si elle ne m'avait pas coûté plus de temps qu'elle ne vaut. Aussi aimé-je mieux, pour les conseils que je vais écrire, consulter mon expérience que mon imagination.

Mais, avant d'entrer dans le détail de ce que je ferais, examinons ce qu'on a fait. J'aurais voulu, pendant que j'étais sur les lieux, avoir le temps de voir partout et d'étudier à fond les mesures prises contre le fléau ; mais, puisque la précipitation avec laquelle nous fûmes rappelés en France ne m'a pas permis d'en recueillir davantage , je me contente des renseignemens que j'ai, et je me console de n'avoir pas les autres par la considération que toutes ces précautions ont été également inutiles , sinon désastreuses. Je ne les regrette que comme études sur la routine des gouvernemens. C'est encore cette malheureuse routine qui a présidé aux mesures prises à Paris par l'administration.

Envoyés sur les lieux pour étudier le choléra, nous sommes étonnés d'apprendre qu'à Paris, où l'administration se plaignait de n'avoir pas de nos nouvelles (nous étions ou trop novices encore ou bloqués par les Russes), tout est fait, tout est arrangé contre le fléau qu'on n'y connaissait pas. Nous applaudissons aux mesures qui doivent assainir les quartiers malsains de Paris, aux secours multipliés qu'on destine aux malheureux ; mais nous nous étonnons en revenant vers la France, et surtout en y rentrant, de trouver des rapports sur le choléra, des instructions contre le choléra, publiées au nom de compagnies respectables, par des personnes qui ignorent tout-à-fait le mal. Nous nous étonnons de publications précipitées pour lesquelles on aurait dû (même par in-

térêt personnel) attendre quelques avis plus compétens,
et bientôt, voyant de plus près toutes ces choses, nous
déplorons de grosses erreurs. Imaginant que nous arri-
vons encore à temps pour être utiles, nous hâtons notre
rapport, en prenant pour loi de n'en dire que les faits.

Nous avions tous travaillé séparément; nous ne nous
trouvions réunis qu'ici; un mois après notre arrivée,
le rapport aussi complet que possible était entre les
mains du ministre. Huit jours après, nous en avions
commencé la lecture à l'Académie royale de médecine;
trois ou quatre séances de cette compagnie furent consacrées à nous entendre, et l'Académie décida qu'elle
écrirait au ministre pour lui témoigner sa satisfaction,
et demander la plus prompte impression possible de
notre travail. Tout ce que nous avons su depuis se réduit à ceci : Que notre rapport resta dans les cartons
jusqu'au 1ᵉʳ d'avril; que diverses *commissions* s'en repo-
sèrent pour la salubrité de Paris sur leurs travaux écrits;
que nous offrîmes à l'administration nos services et
notre expérience, pour le cas très-probable où le choléra paraîtrait en France; qu'on nous fit chevaliers de
la Légion-d'Honneur; et que rien n'était prêt, quand
tout à coup le choléra commença le 24 mars de se montrer à Paris sous forme épidémique.

Non, je ne me plains pas des fatigues d'un voyage si
long, si contraire à mes véritables intérêts; je ne pense
plus aux dangers qu'il pouvait nous offrir, à l'ingrati-
tude dont l'administration a payé mes services; non,
rien de personnel ne salira cet écrit, et si je répète sans
cesse QU'AUCUN DES HOMMES QUI AVAIENT ÉTUDIÉ LA MA-
LADIE NE FUT CONSULTÉ, si je déplore l'égarement opiniâtre de l'administration, c'est que j'en avais prévu les
conséquences, en même temps que j'avais prédit l'ap-

parition du choléra pour la fin de mars ; c'est que je savais l'inutilité de précautions, et encore quelles précautions ! qui n'étaient même prises que sur le papier.

On avait demandé à l'Académie, incompétente alors qu'elle ne connaissait pas la maladie, des renseignemens qu'elle avait *tâché* de rassembler et de mettre en ordre ; puis on les avait négligés. On avait créé trois ordres de commissions dites sanitaires ; mais alors voulait-on diriger cet appareil formidable contre l'épidémie qui menaçait la France ? Pourquoi n'y introduit-on aucun des médecins qui ont vu le choléra ? Voulait-on seulement assainir Paris ? Pourquoi les travaux se font-ils avec tant de lenteur ; pourquoi ne sont-ils jamais que sur le papier ? Pourquoi ces commissions sont-elles des mois entiers sans se réunir ? Où sont les résultats de leurs travaux ? D'où vient que rien ne se fait de ce qu'elles demandent ? Croit-on qu'il suffise de recommander la propreté sous forme d'instruction populaire, pour que les rues soient nettoyées, les halles moins fétides, les habitations plus larges et plus commodes ; l'alimentation solide et liquide meilleure ; la misère moins grande ; les encombremens dans certains quartiers moins fâcheux, etc., etc., etc. ? Mais enfin ces commissions que pouvaient-elles *faire* ?...

Malheureusement, on ne peut que répéter encore, en voyant quelques hommes de mérite se donner tant de peine : *Parturient montes, nascetur ridiculus mus.*

Les commissions de quartier ont sans doute beaucoup dit sur les améliorations nécessaires dans leurs quartiers ; les commissions d'arrondissement ont peut-être examiné les demandes ; peut-être les membres du comité central savent-ils qu'ils ont reçu des rapports faits par les commissions d'arrondissement ; ce qu'il y a de sûr au moins, c'est qu'en quittant Paris pour aller en Pologne, je ne l'ai pas laissé plus sale que je ne le trouve aujourd'hui. Quant à la commission centrale, bien qu'il y ait dans son sein des hommes éclairés, il faut convenir que les médecins sont loin d'y dominer. Ils sont au nombre de dix-huit sur quarante-trois membres qui composent cette commission. Or, je le demande, peut-on croire qu'il résulte d'une commission semblable quelque chose de véritablement utile? Quand, par exemple, on y a décidé par assis et lever que les *hari-cots, les choux et le lard* se digéreraient à Paris, en temps de choléra, on ne sait pas si les médecins n'ont pas voté contre, et n'ont pas été opprimés par la majorité non médicale. Mais cette commission, sur le rapport fait à elle-même, a institué, dit-on, dans chaque quartier, c'est-à-dire en quarante-huit endroits différens de Paris, un corps-de-garde où six médecins se rendront chaque jour, ainsi que six étudians en médecine. En tout un personnel de cinq cent soixante-seize médecins; plus, quarante-huit apothicaires de garde; plus, les *porteurs,* les *infirmiers* et *infirmières;* ceux-ci *assis et couchés sur des tabourets de paille et sur des pail-lasses piquées,* pour les distinguer des médecins, *car on a tout prévu.*

Avec la plus superficielle connaissance de l'épidémie, on conçoit à l'instant même combien cette mesure, exécutée, serait absurde pour certains arrondissemens par l'excès des médecins, et pour d'autres par le défaut contraire. C'est, je crois, voir trop *en grand*, que de juger comme a fait la partie de la commission centrale qui a fait ce rapport.

1°. Dans certains quartiers beaucoup de personnes ont leur médecin et n'en emprunteraient pas volontiers un nouveau au corps-de-garde.

2°. Ces quartiers en général aisés, bien percés, bien bâtis, auront peu de malades.

3°. D'autres, au contraire, en auront énormément, et les médecins du corps-de-garde, s'ils entreprenaient de les traiter tous, seraient loin d'y suffire.

4°. Les malades ont ou n'ont pas la possibilité de se traiter chez eux ; dans le premier cas, les médecins ordinaires suffisent ; dans le second cas, les hôpitaux sont ouverts, et certainement plus sains que le plus grand nombre des habitations du pauvre.

5°. Les hôpitaux de Paris recevront tous les jours un très grand nombre de malades, deux ou trois cents, même plus au besoin ; dix-huit cents médecins, officiers de santé, ou étudians instruits, y font tous les jours de la médecine. D'ailleurs n'y a-t-il pas partout, pour ainsi dire, des consultations gratuites ? Hôpitaux toujours ouverts, sociétés savantes, dispensaires, bureaux de charité, partout les médecins abondent, et la manière dont ils remplissent leurs devoirs prouve que ni le zèle, ni les lumières ne leur manqueront. Cette énumération suffit pour faire apprécier les immenses ressources qu'offre la capitale.

6°. Il faut qu'on sache qu'il est assez rare de se sentir pris du choléra comme d'un coup de foudre ; que, presque toujours, des indispositions plus ou moins graves ont précédé, même pendant plusieurs jours ; qu'en présence du fléau le malade ne néglige pas ces indispositions ; que, dans les cas où la maladie attaque subitement, avec violence, le médecin n'est, comme l'homme du monde, qu'un témoin inutile de la mort ; que, dans le cas contraire, on a presque toujours le temps de trouver de l'aide, surtout à Paris.

7°. Je suppose le médecin, l'étudiant, le pharmacien , tout le monde à son poste ; un malade les appelle ; que feront-ils, pendant les premiers temps de l'épidémie , le premier mois , celui où elle a le plus de gravité?

8°. Plus tard ils auront de l'expérience , mais ce sera une expérience qui aura coûté bien cher, et alors presque toujours la maladie est compliquée d'un typhus presque aussi meurtrier qu'elle , et dont la non-contagion est beaucoup moins démontrée. Continuerez-vous alors vos traitemens dans un domicile étroit, mal sain, au milieu de familles alarmées , misérables , maladives , etc.?

Oh! que n'aurais-je pas encore à dire , si je ne craignais de faire plus de mal que je ne pourrais jamais faire de bien, en dévoilant tout entière la vérité! J'en appellerai bientôt aux commissions plus éclairées.

Ce qu'on aurait dû faire.

Au lieu de toutes ces mesures insignifiantes ou dangereuses, si l'on en avait cru les conseils de l'expérience , on aurait évité bien des malheurs. D'abord, au lieu d'entretenir une terreur artificielle au moyen des précautions qu'on était censé prendre , on eût agi sans bruit; car le choléra frappe plus mortellement ceux qui le craignent. Ensuite on aurait pu facilement, sur les renseignemens fournis par tous les médecins consultés à ce sujet, *travailler réellement* à assainir Paris , sinon complètement, du moins beaucoup plus qu'on ne l'a fait; car ce n'est pas le temps qui a manqué , et de sages conseils auraient évité l'énormité des dépenses qui retint l'autorité.

Puis à l'avance et comme mesure de précaution, on aurait pu facilement composer une commission compétente : 1° de médecins ayant vu le choléra épidémi-que ; 2° d'un nombre égal de médecins éclairés, ca-pables de discuter avec les premiers la valeur des moyens qu'ils auraient conseillés et d'en juger les rai-sons ; 3° de quelques chimistes non pharmacopoles pour éclairer les médecins sur le fait chimique indis-pensable quelquefois à connaître ; 4° de quelques lé-gistes, de quelques administrateurs, conseils et non membres votans dans la commission. Personne ne dis-puterait à une semblable commission sa compétence.

Qui ne sait dans Paris, surtout s'il est médecin, quels sont les quartiers sains et les quartiers où de grands assainissemens sont nécessaires ? Dans les quar-tiers propres, aisés, aérés, qu'était-il besoin de ces visites domiciliaires pour jauger les cuvettes des con-duits d'eau, etc. ; mais dans les autres quartiers, que nous connaissons tous, il fallait tâcher d'introduire de grandes améliorations, *c'était là principalement que l'étude des lieux était nécessaire et c'est là qu'elle a mal été faite.* Il fallait ne pas tant parler de bornes-fontaines, et nettoyer ces rues sales, mal-propres, étroites, ces habitations malsaines ; il fallait, non pas établir des corps-de-garde dans tous les quartiers, mais, par des secours distribués aux plus misérables, répandre un peu d'aisance dans la population qui les habite, lui offrir des logemens gratuits dans les villes nouvelles d'Athè-nes, de François Ier, de Grenelle, de Belleville, etc., dont les maisons inhabitées se loueraient à vil prix. La bienfaisance des classes aisées, les fonds destinés à des lazarets inutiles eussent suffi pour subvenir à ces be-soins ; et les quartiers les plus dangereux, une fois dés-encombrés, en seraient devenus plus sains, plus faciles à purifier.

Sans violence, sans trouble, par l'appât d'un secours mensuel, on eût aisément déterminé ces populations à se mettre plus au large, et tous y eussent gagné. Certes, personne en France n'eût regretté l'argent ainsi dépensé, et il eût bien plus profité que les sommes consacrées à établir sur la frontière du nord *des quasi-quarantaines au-dessus ou au-dessous desquelles passe le choléra*, et qui ont eu pour résultat incontestable celui de causer la perte de quelques malheureux bâtimens. Au lieu de répéter qu'on était prêt et de défier chaque jour la maladie, tandis qu'en réalité ni les corps-de-garde, ni les médecins, ni tout le reste n'était assuré, il fallait préparer à l'avance, et surtout dans les quartiers où probablement ces besoins devaient se faire sentir davantage, des ambulances provisoires bien placées ; il fallait assurer à ces ambulances des médecins et les aides nécessaires, qui, s'ils n'avaient pas eux-mêmes vu l'épidémie, eussent pu du moins, sachant à l'avance qu'ils seraient chargés, au moment du besoin, d'un service aussi important, recueillir sur les mesures à prendre pour que leur ambulance fût bien fournie, sur les traitemens à prescrire aux malades pour rassembler le plus grand nombre de chances heureuses possibles, consulter l'expérience de leurs confrères. Il aurait fallu, au lieu de toutes ces éditions d'instructions insignifiantes publiées à grand renfort des Renommées de la police, en demander une aux conseils compétens dont j'ai parlé, et sans la faire crier dans les rues au moment du danger, la répandre dans toute la France. Au lieu de ces postes médicaux qui ne ressemblent qu'à des places de fiacre, il aurait fallu rassembler dans les ambulances provisoires les moyens de secours probablement les plus heureux.

D'abord les malades auraient eu l'avantage de trouver dans leur quartier, c'est-à-dire sans s'exposer aux chances défavorables d'un long transport, un asile où ils fussent convenablement traités, si leur position ne leur permettait pas de se laisser traiter chez eux. Dans le cas contraire, on aurait trouvé là, sinon toujours les médecins, au moins des élèves instruits habitués déjà à voir des malades et qui n'auraient certainement pas manqué de s'offrir pour seconder les vues de l'autorité, dans des établissemens utiles à leur instruction, en même temps qu'ils auraient servi l'humanité. Là, les malades auraient été à l'instant même plus convenablement traités qu'ils ne le sont en général dans les autres établissemens, où chacun suivant des théories à sa guise pour le traitement d'une maladie sur laquelle il n'a que des notions superficielles et quelquefois même tout-à-fait erronées, fait non pas ce que l'expérience a sanctionné, mais ce que lui inspire l'espèce de désespoir où le jettent bientôt ses nombreux insuccès ; là, les malades venus trop tardivement ou trop gravement affectés, reçus dans une salle particulière, n'auraient pas présenté aux yeux de tous les malades le hideux spectacle de la mort dont ils sont menacés. Disséminés sur plusieurs points et non encombrés avec les autres malades, ceux-ci auraient été moins dangereux pour ceux qui les avoisineraient, non pas à cause du choléra, qui n'est pas contagieux, mais à cause de l'espèce de typhus qui le complique si souvent. D'ailleurs il faut, pour un traitement convenable des cholériques, quelques moyens particuliers : il faut surtout, et à cause de la rapidité de la maladie et à cause du peu de puissance qui reste à ces individus pour réagir, que des soins continuels leur soient donnés ; il faut par conséquent, non seulement des médecins éclairés pour les traiter, mais il faut des personnes éclairées, continuellement près des malades, pour diriger les secours que devront leur donner, pour ainsi dire, sans relâche les infirmiers. Ce n'est pas trop d'un infirmier pour deux ou tout au plus trois malades, et tout cela ne peut pas se faire dans les hôpitaux ordinaires, à moins qu'on ne sépare tout-à-fait les cholériques des autres malades, et alors encore restent les inconvéniens des longs transports : l'expérience a prononcé sur leurs effets.

Si l'on veut comparer par la pensée les résultats de ces mesures avec ceux des mesures qu'on a prises, on verra à l'instant même quelle énorme différence doit les distinguer. Relativement à la population saine, moins d'alarmes ; et qui ne sait combien la peur est funeste aux cholériques ! Relativement aux malades, des secours plus sûrs, plus éclairés ; relativement aux médecins, plus de chances heureuses ; relativement aux étudians, plus d'instruction ; relativement aux personnes qui entourent les malades pris du typhus et aux infirmiers, moins de dangers ; enfin, relativement à l'administration, la reconnaissance de tous ; car, quand même ces mesures n'auraient pas eu, contre mon opinion, tous les bons succès désirables, au moins on n'aurait pas à lui reprocher d'avoir sciemment repoussé les conseils des hommes expérimentés, dont les offres de services sont toujours faites avec pudeur, parce qu'on craint, même lorsqu'on ne veut que se montrer utile, de se voir accusé d'amour-propre exagéré ou de cupidité et de charlatanisme. Certes, l'administration n'eût pas recommencé à Paris les fautes partout commises, mais excusables, dans des pays où le mal arrivait presque complètement inconnu. Pourquoi faut-il qu'une sorte de fatalité retienne, malgré les leçons de l'expérience, les gouvernemens toujours dans les mêmes voies !

Conseils aux médecins et aux gens du monde.

Je regrette de me sentir forcé de mettre des bornes si étroites aux conseils que je puis offrir aux médecins et aux gens du monde. On a vu dans la partie de ce Mémoire où j'ai parlé du traitement, dont j'ai pu voir les résultats, que les tables de mortalité de Varsovie comparées entre elles et avec celles des autres pays où a régné le choléra, sont là pour faire foi de l'espèce de récompense accordée au traitement le mieux entendu. Ce n'est pas que je croie à la rigueur exacte des chiffres donnés comme officiels; je crois qu'ils sont souvent trompeurs. Mais en tenant compte de toutes ces circonstances, j'en ai vu assez pour savoir qu'il y a sous ce rapport des différences très grandes dans les résultats obtenus à l'aide de telle ou telle méthode de traitement. Quand M. Chamberet a dit à l'Académie qu'il était souvent heureux pour les cholériques qu'on ne les traitât pas, il a exprimé une vérité de fait incontestable. Je crois, pour mon compte, que j'aimerais mieux, si j'étais frappé de la maladie, me voir abandonné sans secours que traité par certaines méthodes.

A défaut de spécifique, car on n'en connaît pas, voici à quoi se borneraient mes conseils : Je combattrais les prodrômes du choléra, affections en général assez légères, par les moyens simples qu'on emploierait pour combattre la même affection si le choléra n'existait pas. Mais au moment où quelques-uns des symptômes caractéristiques de la maladie viendraient s'ajouter à ces prodrômes, je chercherais à exciter par un calorique extérieur assez abondant les forces du sujet, et dans ce but j'emploierais en très grande abondance et à des espaces très rapprochés de l'eau aussi chaude que le malade la pourrait boire, soit simple, soit légèrement aromatisée. Tel serait un thé léger, une infusion théiforme légère de menthe, de mélisse, de bouillon blanc, etc. Je ferais prendre au malade, par cuillerées et en très petite quantité assez fréquemment répétées, une infusion plus chargée de valériane, de café, ou bien une potion simple, chargée de quelques gouttes, par once, d'ammoniaque liquide ou de 20 grains de sous-carbonate d'ammoniaque. Je ferais pratiquer des frictions sèches sur les membres ; d'une part, parce qu'elles diminuent la douleur des crampes éprouvées par le malade ; d'autre part, parce qu'elles tendent à rappeler à l'extérieur la chaleur qui y manque, et qu'elles activent la circulation. Ces frictions seraient continuées jusqu'à ce que la chaleur eût reparu, et lorsqu'on viendrait à les suspendre, j'aurais soin que le malade fût maintenu au chaud, soit en chauffant artificiellement son lit, soit en le maintenant en rapport avec de l'air chaud et sec. Je ferais placer sur les membres et même sur différentes parties du tronc des cataplasmes de farine de graine de lin chauds, saupoudrés de farine de moutarde ou de quelque autre substance légèrement irritante, ou bien j'y appliquerais des irritans extérieurs plus actifs, suivant l'intensité du mal. Ce traitement suffirait, j'en suis sûr, dans une foule de cas. C'est celui que je conseillerais aux gens du monde qui auraient ces malades sous leurs yeux ; c'est celui que j'ai vu le mieux réussir. Que si une réaction salutaire venait à s'établir, je me garderais bien de la troubler et je ne chercherais à l'arrêter ou à la détourner, qu'au moment où je la verrais trop violente, menacer quelques organes d'une altération matérielle ; et cette altération je chercherais à la combattre par des moyens tout semblables à ceux qu'on emploie lorsqu'elle n'a pas été précédée par le choléra, mais je me souviendrais toujours qu'il ne faut pas perdre de vue dans son traitement la maladie qui a précédé.

Que si, malgré ces moyens, le choléra s'aggravait, et marchait manifestement vers un terme fatal, j'en appellerais alors à l'expérience de mes confrères ; je chercherais dans l'étude physiologique du malade quelque indication fondée sur la fonction lésée, sur la nature de la lésion et sur l'ensemble des symptômes. Je me rappellerais ce que l'expérience a prononcé sur tels et tels moyens empiriquement employés dans des cas analogues et j'y aurais recours, mais avec prudence. Tous mes conseils seraient, comme on le voit, fondés sur des faits nombre de fois observés.

Quant aux conseils à donner aux personnes saines, qui veulent réunir les meilleures chances pour échapper à la maladie, je leur dirais, si leur genre de vie et leurs habitudes sont celles d'une personne raisonnable, vivant dans l'aisance, mais sans en abuser, de n'y rien changer, d'éviter tout changement brusque, dans leur état présent. Si, au contraire, elles ont de mauvaises habitudes, se livrent à des excès, suivez, leur dirais-je, peu à peu un genre de vie meilleur, mais ne renoncez pas brusquement au vôtre. Si j'avais affaire à des malheureux qui ne se livrent à des excès que par moment et précisément à cause des privations presque continuelles qu'ils sont obligés de s'imposer, je leur ferais voir qu'une manière de vivre plus égale les mettrait plus à l'aise ; qu'en ne faisant pas d'excès, ils auraient moins de privations à s'imposer, et surtout je chercherais à améliorer leur position. Je voudrais qu'au lieu de leur faire connaître dans des imprimés qu'ils ne comprennent pas ce qu'ils ne peuvent pas faire, on leur fît sentir la valeur de quelques précautions hygiéniques les plus simples possibles, et même je les entraînerais à les adopter par l'appât d'un secours, d'un bénéfice quelconque. La forme humaine et philanthropique sous laquelle cette obligation leur serait présentée, les rassurerait sur mes intentions et préviendrait de leur part des excès aussi funestes pour le reste de la société que pour eux.

Comparaison des conjectures sur la cause essentielle du choléra avec les moyens dont je viens de parler.

Les conseils que je viens de donner sont fondés uniquement sur l'expérience, et sont les mêmes que j'aurais donnés avant d'avoir une théorie sur la maladie ; ce sont ceux que je suivrais pour moi-même si la maladie ou ses prodrômes venaient à m'atteindre ; ce sont ceux qu'en général j'ai jusqu'à présent offerts soit aux malades, soit aux personnes bien portantes qui m'ont consulté.

Voyons, et je déclare hautement que c'est en ce moment la première fois que je m'occupe de cette question, voyons jusqu'à quel point ces conseils s'accordent avec les conjectures que j'ai formées sur la nature du choléra épidémique. Il résulte, ai-je dit en théorie, d'une altération, de quelque chose de nouveau, d'insolite dans l'un des agens généraux impondérables de la nature. Il y a, en faveur de cette opinion, bien des faits très probables. Ainsi, indépendamment de ce que j'ai dit en parlant de la nature du choléra, ne sait-on pas que les pôles de la terre ont changé de place? des comètes ont disparu dans notre soleil? Suivant les conjectures les plus probables des astronomes, en s'approchant quelquefois de la terre, n'ont-elles pas dû exercer sur elle une grande influence? le méridien magnétique de notre globe ne change-t-il pas continuellement de place? n'occupe-t-il pas pendant plus ou moins longtemps un point dont l'année suivante peut-être il se sera écarté même de plusieurs degrés? D'où vient qu'à certaine profondeur de la terre, on ne trouve, dans les empreintes ou dans les pétrifications qu'on rencontre, que des plantes, que des animaux d'une certaine sorte! D'où vient qu'à d'autres profondeurs, dans des terrains de nature et de formation différentes, on trouve des empreintes ou des pétrifications d'une organisation beaucoup plus ou beaucoup moins compliquée. Il a fallu pour cela qu'aux différens âges du monde, la propriété, ou pour mieux dire l'agent impondérable en vertu duquel ces êtres ont vécu, fût modifié. Pour qu'il le fût *généralement,* il fallait que l'agent ou les agens généraux le fussent aussi, sans cela rien d'universel ne peut avoir lieu; n'est-on pas dès lors induit à admettre que quelque altération, quelque modification de ce genre peut encore se faire? La modification dans ces agens, dans leur nature, doit, de toute nécessité, modifier d'une manière frappante les individus vivans. Suivant la nature de cette modification si elle est grande, tout être vivant doit périr; si elle est légère, des individus différens doivent seuls se trouver atteints, parce que suivant les conditions dans lesquelles nous nous trouvons, et souvent même notre organisation primitive, nous différons dans les manifestations de l'agent impondérable qui nous anime.

Ceci expliquerait au besoin comment les uns résistent, les autres cèdent à l'attaque du mal.

Que cherché-je dans le traitement que j'ai conseillé ? pendant les prodrômes combattre par des moyens appropriés, les accidens qui se présentent, c'est tout simplement tâcher de rendre à l'innervation qui s'affaiblit par le fait seul de l'altération, qui retient occupée une grande partie de sa puissance, cette unité de force et d'action dont elle a besoin pour résister à l'attaque de l'espèce d'agent universel qui cherche à le modifier. Le calorique introduit dans le corps, les propriétés des substances qu'on y ajoute et qui manifestement activent les fonctions et excitent les organes sécréteurs, avec lesquels la circulation va les mettre en contact ; qu'est-ce autre chose que de solliciter l'organe à recommencer ses fonctions normales ? Enfin je conseille d'éviter les changemens trop brusques ; qu'est-ce autre chose aussi, que le conseil de maintenir l'innervation dans sa distribution, dans sa production ordinaire, au lieu de la dégager, de la perdre, de l'accumuler sur un point comme on le fait dans les mouvemens brusques, imprimés par certains procédés à ce qu'on nomme électricité ! Quand il y a réaction, ne conseillé-je pas un traitement tout différent ?

Je demande pardon au lecteur d'être revenu sur ces spéculations ; mais quand on parle à tout le monde, il faut parler le langage de tout le monde ; je fais volontiers cet avantage à la critique, à condition qu'elle voudra bien aussi s'attacher à examiner les faits que je rapporte et à les comparer consciencieusement avec ceux dont l'épidémie présente nous rend témoins ou victimes.

FIN.

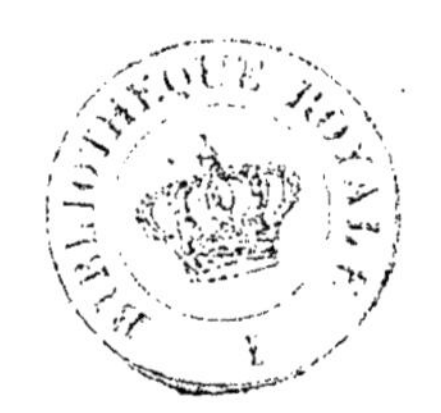